LA VIDA BIEN VIVIDA

Dra. Gladys McGarey

LA VIDA BIEN VIVIDA

Los seis secretos sobre la salud y felicidad
de la doctora con más de 102 años

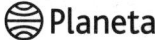 Planeta

Título original: *The well-lived life*

© 2023, Gladys McGarey

Adaptación del diseño original de portada de Penguin Random House UK /MJ
Ilustración de portada: © iStock / Yayasya
Fotografía de la autora: Dr. Helene Wechsler
Traducción: Yara Trevethan Gaxiola
Formación: Alejandra Romero

Derechos reservados

© 2023, Editorial Planeta Mexicana, S.A. de C.V.
Bajo el sello editorial PLANETA M.R.
Avenida Presidente Masarik núm. 111,
Piso 2, Polanco V Sección, Miguel Hidalgo
C.P. 11560, Ciudad de México
www.planetadelibros.com.mx

Primera edición en formato epub: junio de 2023
ISBN: 978-607-39-0219-9

Primera edición impresa en México: junio de 2023
ISBN: 978-607-39-0182-6

No se permite la reproducción total o parcial de este libro ni su incorporación a un sistema informático, ni su transmisión en cualquier forma o por cualquier medio, sea este electrónico, mecánico, por fotocopia, por grabación u otros métodos, sin el permiso previo y por escrito de los titulares del *copyright*.

La infracción de los derechos mencionados puede ser constitutiva de delito contra la propiedad intelectual (Arts. 229 y siguientes de la Ley Federal de Derechos de Autor y Arts. 424 y siguientes del Código Penal).

Si necesita fotocopiar o escanear algún fragmento de esta obra diríjase al CeMPro (Centro Mexicano de Protección y Fomento de los Derechos de Autor, http://www.cempro.org.mx).

Impreso en los talleres de Litográfica Ingramex, S.A. de C.V.
Centeno núm. 162-1, colonia Granjas Esmeralda, Ciudad de México
Impreso y hecho en México – *Printed and made in Mexico*

*A cinco generaciones de amor y sanación en mi familia.
A ti, lector, que espero encuentres en estas palabras la ayuda para sanar tu cuerpo y guiar tu alma. Estás aquí por una razón.*

ÍNDICE

Prefacio 13

Introducción. Hacia la vida 17

SECRETO 1
ESTÁS AQUÍ POR UNA RAZÓN

Capítulo 1. La vitalidad 31

Capítulo 2. ¿Por qué estoy aquí? 39

Capítulo 3. Como piezas de un rompecabezas 47

Capítulo 4. ¿Dónde debería poner mi vitalidad? 53

Capítulo 5. Conectarse con el deseo 61

Práctica. Encontrar tu vitalidad 65

SECRETO 2
TODA LA VIDA NECESITA MOVERSE

Capítulo 6. Sentirse atorado 69

Capítulo 7. La vida siempre está en movimiento 75

Capítulo 8. Moverse a través del dolor 83

Capítulo 9. Atrapado en la vergüenza 91

Capítulo 10. Soltar lo que no tiene importancia 97

Capítulo 11. Eliminar el bloqueo 105

Capítulo 12. Buscar el chorrito que brota de la presa . . 111

Práctica. Soltar 115

SECRETO 3
EL AMOR ES LA MEDICINA MÁS PODEROSA

Capítulo 13. Amor y miedo 119

Capítulo 14. Elección 125

Capítulo 15. El papel del amor propio 129

Capítulo 16. Cómo dejar entrar al amor 135

Capítulo 17. Dar amor a los demás 141

Capítulo 18. El amor y los milagros 145

Práctica. Amarte a ti mismo hasta sanar 150

SECRETO 4
NUNCA ESTÁS VERDADERAMENTE SOLO

Capítulo 19. La vida es conexión 155

Capítulo 20. Aceptar la imperfección 161

Capítulo 21. Encontrar a tus amigos 167

Capítulo 22. Cómo establecer límites 173

Capítulo 23. El poder de la escucha 181

Capítulo 24. Cuando aparecen ángeles 187

    Práctica. Tejer juntos la trama de la vida 194

SECRETO 5
PUEDES APRENDER DE TODO

Capítulo 25. En todo hay una lección 199

Capítulo 26. Cómo dejar de pelear 205

Capítulo 27. El papel que juegan los sueños 211

Capítulo 28. Cuando no dejas de sufrir 217

Capítulo 29. En los momentos imposibles 223

Capítulo 30. Lección tras lección 231

    Práctica. Encontrar la enseñanza 237

SECRETO 6
UTILIZA TU ENERGÍA AL MÁXIMO

Capítulo 31. La energía como inversión 243

Capítulo 32. ¿Qué cosas merecen tu energía? 247

Capítulo 33. Permitir que los milagros sucedan 253

Capítulo 34. Alimentar lo positivo 259

Capítulo 35. Desviar la atención 265

    Práctica. Recibe tu vida con los brazos abiertos . . . 270

Conclusión. Estás justo a tiempo 273

Agradecimientos 285

Notas 293

A lo largo de ocho décadas en la medicina y diez en el planeta, he trabajado con miles de personas. Aquí incluyo muchas de sus historias como mejor las recuerdo. Por motivos de privacidad he cambiado nombres, intercalado detalles cruciales de sus relatos y, en algunos casos, combinado las experiencias de varias personas en una sola. Lo que no cambié fue la profunda transformación del alma de la que fui testigo y el efecto trascendente que cada una de ellas tuvo en el camino de mi alma.

PREFACIO

La primera vez que conocí a la doctora Gladys supe que me encontraba con una de las mejores sanadoras y ancianas sabias de nuestro tiempo. Muchas otras personas tuvieron la misma impresión cuando la conocieron. Uno tiene la sensación de que se trata de alguien con un profundo conocimiento de la condición humana: de sus alegrías y tristezas, sus luchas inevitables y el disfrute de sus festejos. Es una sanadora natural con una calidez poco común y una sabiduría ganada con esfuerzo. Conocer a la doctora Gladys a través de estas páginas no es distinto. Hace más de cien años que su primer libro famoso estaba en ciernes y valió la pena esperar. Es, sin duda, una pionera a nivel mundial que ayudó a transformar la definición que le damos a la salud y a la sanación. Su extraordinario libro ofrecerá a millones de lectores los secretos, que no por sencillos son menos revolucionarios, para descubrir la salud y felicidad verdaderas a cualquier edad.

La doctora Gladys ha pasado alrededor de ochenta años en el campo de la medicina; o más si contamos su capacitación empírica al ayudar a sus padres, que eran médicos misioneros, mientras atendían a algunos de los pacientes más vulnerables y privados de derechos en la India. Hace muchos años que se le conoce como la madre de la medicina holística, aunque «abuela» o «bisabuela» serían términos más precisos.

Después de su capacitación como médica durante la Segunda Guerra Mundial, donde se enfrentó al machismo imperante por ser una de las pioneras en el campo, continuó su camino y fundó la Asociación Médica Holística de Estados Unidos en 1978, donde fue la única mujer entre los miembros fundadores.

Su ilimitada curiosidad por explorar prácticas alternativas efectivas guio su estudio hacia toda una gama de métodos de sanación provenientes de culturas occidentales, orientales e indígenas, para aplicarlas en su trabajo, mucho antes de que ningún otro médico considerara dicho enfoque. Gracias a su convicción de dar a las madres su lugar y de dejar de medicalizar los procesos naturales, logró practicar partos en casa exitosos en las décadas de los sesenta y setenta. La doctora Gladys también fue una de las primeras defensoras de la nutrición en el campo alópata, ya que se dio cuenta de que lo que comemos afecta a cada célula de nuestro cuerpo; este concepto ha tenido una influencia importante en varias generaciones de médicos. Por último, su creencia de que nuestras enfermedades pueden ofrecernos conocimiento sobre nuestra vida y sobre el crecimiento de nuestra alma sigue siendo radical en el ámbito médico.

La vida bien vivida se convertirá en un clásico, no solo para generaciones de pacientes y médicos, sino también para las personas que simplemente anhelan tener una vida más próspera y feliz. De la misma forma que la doctora Gladys, este libro trata de los padecimientos del alma y los del cuerpo. Asimismo, explora la fuente más profunda del origen de la enfermedad, la salud, el malestar y el bienestar: la sanación que defiende es tanto espiritual como física. La doctora Gladys explica que la verdadera salud consiste en transformar nuestra relación con los desafíos, sufrimientos y enfermedades inevitables de la vida para que podamos experimentar una profunda alegría y plenitud.

La doctora Gladys proporciona un mapa para experimentar todo lo que la vida tiene que ofrecer y ejemplifica todo lo que enseña. Brinda a los lectores un brillante ejemplo de cómo debería experimentarse la vida: un proceso en movimiento y evolución en el que aprovechamos nuestra energía al máximo y «envejecemos hacia la salud». En un mundo que muchas veces tiende al antienvejecimiento, la doctora Gladys nos ofrece una visión positiva de lo que puede ser el inevitable paso de los años: una fuente de alegría y plenitud aún mayor conforme seguimos aprendiendo y cumpliendo el verdadero propósito de nuestra alma. En otras palabras, podemos vivir nuestra vida de la mejor manera en cada momento para que cuando nuestros días lleguen a su desenlace final, estemos seguros de que fueron verdaderamente bien vividos.

Los seis secretos de la doctora Gladys cobran vida mediante sus inspiradoras historias personales y las de sus pacientes, muchos de los cuales experimentan recuperaciones verdaderamente milagrosas. Sus pacientes no solo curan sus enfermedades, curan su vida. Este libro es la culminación de todo lo que la doctora Gladys ha aprendido y enseñado durante un siglo. Y si bien muchos podrán considerar que su vida fue bien vivida, vale la pena reflexionar en que aún no ha terminado. La doctora Gladys vive una existencia mucho más activa que muchas personas que tienen la mitad de su edad; incluso cuenta con un plan de vida a diez años. Como ella afirma con orgullo, a sus casi 102 años apenas está empezando.

MARK HYMAN,
doctor en Medicina

INTRODUCCIÓN

Hacia la vida

CUMPLÍ 102 AÑOS. Como médica que entra a su segundo siglo, con frecuencia me preguntan el secreto de una vida larga, saludable y feliz. ¿Corro? ¿Hago pilates? ¿Como pastel?

No, no corro. A veces hago pilates. Y sí, como pastel. De hecho, amo el pastel. Hasta salí saltando de uno en mi cumpleaños número 95.

Después de casi ocho décadas en el campo de la medicina he tratado a muchos pacientes que estaban tan empeñados en encontrar la dieta perfecta que se enfermaron; a otros que tenían tanto miedo de morir que casi dejan de vivir; y casi todos ellos esperaban que yo les dijera qué poner en su malteada para poder vivir eternamente, o al menos algunos años más.

Por desgracia, aunque llevo más de cien años en este planeta, aún no he descubierto un ingrediente que garantice una vida larga y sana; bueno, no uno que se pueda poner en la licuadora. Pero puedo ayudarte a descubrir los secretos de la verdadera salud y felicidad. No tienen nada que ver con vitaminas y suplementos; en lugar de ello, se basan en un sencillo cambio de perspectiva.

Durante muchas décadas en la práctica médica he llegado a comprender que el propósito de la medicina, y de la vida, es distinto al que me enseñaron en la escuela de medicina.

La mayoría de las personas piensan que el papel de la medicina es sencillamente promover el bienestar físico colocando un freno a lo que sea que nos aqueja. Sin embargo, el objetivo mayor es crear un entorno saludable adecuado —el cuerpo— en el cual el alma pueda hacer realidad su propósito.

Cada uno de nosotros vino a este mundo a hacer algo. Y como yo lo veo, la verdadera salud no tiene que ver con diagnosticar una enfermedad o prolongar la vida solo en aras de la vida misma; consiste en averiguar quiénes somos, prestar atención a cómo debemos crecer y cambiar, y escuchar lo que alegra nuestro corazón.

Esta perspectiva refleja mi filosofía más amplia: que cada individuo es parte de un todo mayor. Así como todas las células de nuestro cuerpo funcionan juntas para preservar la vida, todos los seres vivos trabajamos juntos para crear el universo en el que vivimos. Por lo tanto, cada uno de nosotros es tanto único como esencial.

Para entender este punto de vista más amplio y completo de la enfermedad y la salud —y de la vida misma— necesitamos comprender cómo funciona en realidad el bienestar. Al contrario de lo que piensa el sector médico, los doctores no curan a los pacientes, solo los pacientes pueden curarse a sí mismos. Como médicos usamos nuestra capacidad, conocimiento e ingenio para tratar a nuestros pacientes. Nos preocupamos mucho por las personas y encauzamos esa compasión en nuestro trabajo. Este es nuestro papel sagrado en la tierra. No obstante, al final hasta los mejores doctores saben que la sanación proviene del interior.

Esta puede ser una confesión sorprendente de parte de una doctora en medicina; sin embargo, los puntos de vista alternativos sobre la salud no me son ajenos. Nací de padres osteópatas, mi madre fue una de las primeras mujeres que se graduaron en osteopatía y mi padre era tanto osteópata como médico general. Me criaron en la India, donde me vi expuesta a experiencias mucho más amplias que la mayoría de los compañeros con quienes estudié medicina. En la década de los cincuenta del siglo XX, junto a mi esposo, el doctor Bill McGarey, empecé a investigar y discutir ideas que eran vanguardia en aquella época: que somos almas que tienen experiencias humanas, que una parte de nosotros está relacionada con otras personas y que venimos aquí como parte de una misión tanto personal como colectiva de crecimiento y sanación. Bill y yo éramos parte del pequeño grupo que cofundó la American Holistic Medical Association (Asociación Médica Holística de Estados Unidos) en 1978, con la finalidad de ofrecer una comprensión holística —que reúne cuerpo, mente y espíritu— a la medicina occidental moderna. Desde entonces, me he abocado a esa misión.

Es importante observar, desde un principio, que la medicina holística no es necesariamente lo que llamamos medicina alternativa; incorpora una variedad de modalidades de sanación, incluidos tratamientos alopáticos que muchos conocen como medicina moderna u occidental.

El término «medicina holística» no se refiere a la estrategia sino al enfoque. Consiste en tratar al paciente como un todo, y no solo la enfermedad. Es considerar a cada individuo como un ser completo y complejo; uno que tiene una serie de características físicas, psicológicas y espirituales únicas, así como un conjunto de objetivos personales que cumplir en su vida. La palabra «holístico» combina los términos «todo» o «entero» y «sagrado», no en un sentido específicamente religioso, sino de manera en que respeta profundamente la perfección de cada alma humana y considera al cuerpo como un instrumento que ayuda al alma a llevar a cabo sus tareas. Las enfermedades y los síntomas —desde dolores leves hasta metástasis cancerígenas— también son parte de ese diseño perfecto. Al mostrarnos dónde el cuerpo tiene dolor, nos enseñan precisamente dónde debe trabajar el alma.

Por eso, cuando alguien acude a mí con un dolor de cabeza debo preguntar sobre sus sueños; o cuando alguien llega con una enfermedad crónica, quizá ocupemos la sesión hablando de lo que le pasó en su infancia. Esa es la razón por la que muchos de mis pacientes no solo me consultan para hablar de sus problemas físicos sino también de sus retos emocionales y espirituales. Cada uno de nosotros es un ecosistema complejo de pensamientos, sentimientos, creencias y sensaciones que, juntos, definen nuestro estado de salud. No solo me interesa aliviar los síntomas de mis pacientes, sino que también me interesa ayudarlos para que entiendan su aflicción actual en el contexto del recorrido mayor que emprende su alma.

Los retos de la vida nos dirigen a la parte del alma que está lista para transformarse. El sufrimiento —la manera aguda en la que se presenta el desafío— es una sirena de alarma que sin duda llama nuestra atención. Nos grita: «¡Despierta! ¡Pon atención! ¡Tienes trabajo que hacer!». Por supuesto, cada uno de nosotros puede trabajar para evitar el sufrimiento, y eso deberíamos hacer. Pero cuando enfrentamos nuestro propio sufrimiento con curiosidad y preguntamos qué puede enseñarnos, adquiere un nuevo significado. Esto es cierto para cualquier tipo de padecimiento, ya sea físico, emocional o espiritual.

Cuando la profesión médica holística dice que la mente puede influir en el cuerpo, algunas personas creen que con eso decimos que el paciente provocó su enfermedad. Otros piensan que podemos aprender de nuestro sufrimiento y que lo merecemos. Entiendo que la gente pueda malinterpretar este enfoque, por eso quiero aclararlo: no fomento el martirio ni sugiero que el sufrimiento sea merecido. Tampoco insinúo que cambiar de perspectiva sea lo único en lo que consiste el trabajo. Cuando tienes un hueso roto quizá es necesario restaurarlo; cuando la sociedad tiene un gran problema, es posible que deba arrancarse de raíz. No obstante, conforme trabajamos para tratar las realidades físicas de nuestro cuerpo y del mundo, existe un grado de sufrimiento que es inevitable, por lo que bien podríamos usarlo para avanzar.

Esto se debe a que, a pesar de que nuestro bienestar está *relacionado* con los retos que enfrentamos, no está por completo *gobernado* por ellos. Muchas personas viven con enfermedades y gran dolor sin dejar de sentirse conectadas y felices con su propósito. Otros no padecen ninguna enfermedad y aun así despiertan sin ganas de vivir. Para tener salud no es requisito que vivamos en un cuerpo libre de problemas, así como para ser felices no es requisito que vivamos una vida libre de dificultades. La salud y la felicidad consisten en estar tan conectados a nuestra fuerza vital que sintamos que pertenecemos al mundo que nos rodea.

La verdadera salud estriba en vivir *con* el mundo que nos rodea para que sea una experiencia comprometida y participativa. Se trata de cooperar con la fuerza vital en nuestro interior: nuestra voluntad, nuestro deseo de estar aquí y compartir nuestros dones con el mundo. Estar dispuestos a hacerlo se convierte en nuestro propósito y, una vez que lo tenemos, nuestra alma puede estar sana en cualquier circunstancia.

En este libro te guiaré para encontrar y activar tu sanación y aprendizaje a lo largo de tu vida, para que puedas vivir cada día al máximo. Compartiré contigo los seis secretos profundos que pueden ayudarnos en el proceso que yo llamo «voltearse hacia la vida». Pero eres tú quien finalmente estará a cargo de esta transformación. Tú vives tu vida y solo tú puedes sanarla en verdad. Tu salud y vitalidad —así como tu propósito y tu felicidad— dependen de la creación de una relación médico-paciente con tu propio ser; debes escuchar con atención lo que te alimenta y te brinda alegría, y tienes que recetarte el tratamiento que más necesites.

Si pudiera resumir el trabajo de mi vida —y mi propósito al escribir este libro— en una sola oración, sería este: **Para estar verdaderamente vivos debemos encontrar la fuerza vital en nuestro interior y dirigir nuestra energía hacia ella.** Esto cambia nuestra orientación y nos obliga a enfrentar todo en la vida y comprometernos con ella. Quizá estás pensando:

«¡Yo me comprometo con mi vida! Después de todo, ¡soy yo quien la está viviendo!». Sin embargo, me refiero a un compromiso alegre y participativo que abarca cada respiración y cada momento. Hablo de bailar un paso doble con la vida misma, encontrar nuestra voluntad y positividad para seguir danzando sin importar lo que encontremos en el camino. Cuando la vida se vuelve difícil no arrastramos los pies; en lugar de ello, nuestra curiosidad despierta y nos hace participar aún más. Aunque el desafío sea muy fuerte, no dejamos de tener acceso a la gratitud.

En este recorrido presentaré a algunos de los increíbles pacientes a los que tuve el privilegio de brindar apoyo conforme se conectaron de manera más profunda con el propósito de su alma, aceptaron la alegría de manera más plena y aprendieron a admitir amor y cuidados cuya procedencia podría haber parecido improbable. En algunos casos, su sanación fue verdaderamente milagrosa, pero había una ciencia detrás de esos aparentes milagros. Implicaba que alinearan la energía vital dentro de ellos mismos.

Te darás cuenta de que cada una de esas personas tuvo que participar de forma activa en su sanación. Tuvieron que cambiar su perspectiva de manera voluntaria, recurriendo a la fuerza vital con la que contaban. Yo los traté a todos con amor mientras los ayudaba a enfrentar sus desafíos. Algunos se curaron de la enfermedad física, en tanto que otros aprendieron a hacer las paces con su padecimiento crónico. Otros finalmente murieron y algunos vivieron casi tantos años como yo. Todos abordaron la salud de su alma. Se pusieron en contacto de nuevo con su razón para vivir y vivieron bien.

Además de estas historias que provienen de mi práctica médica, compartiré relatos que no pertenecen a mi consultorio. Mi trayecto de vida poco común me ha llevado por todo el mundo, y ha sido lo suficientemente largo como para brindarme anécdotas que contar. De mi papel como madre, abuela, bisabuela y ahora incluso tatarabuela, obtengo tanto propósito como de mi papel como médica, así que también incluí algunas historias relacionadas con esto. Cada día aprendo algo nuevo y he tenido muchas oportunidades de poner en práctica lo que predico.

También he sido bendecida con la influencia de una gran cantidad de personas extraordinarias. Presentaré a mis padres, el doctor John Taylor y la doctora Magdalene Elizabeth, «Beth», Siehl Taylor, pioneros osteópatas y gente de fe. Dedicaron su vida a atender a las poblaciones marginadas en la India y ahí nos criaron a mí y a mis cuatro hermanos entre la Primera y la Segunda Guerra Mundial. Conocerás a dos de mis hermanos —el doctor Carl Taylor y Margaret Taylor Courtwright—; ambos enfrentaron con alegría cada momento hasta su muerte. Conocerás a mi inflexible tía Belle y a Harday, nuestra querida niñera, a quien llamábamos Ayah. (Ayah y su esposo, Dar, quien cocinaba para nosotros, eran miembros de nuestra familia; aunque reconozco que probablemente hoy la llamaríamos de diferente manera). También encontrarás varios nombres conocidos de figuras públicas pioneras, cuyas vidas se cruzaron en mi camino de manera azarosa.

Conforme leas las historias de mis pacientes y de mi vida, espero que puedas darle mayor sentido a la tuya. Mi intención es ayudarte a explorar lo que quizá sucede contigo para que puedas comprender tu propio cuerpo y alma para hacerte cargo de tu vida y tu sanación. He tratado a miles de pacientes y no hay dos similares. Tú forjas tu propio camino en la vida. Tu alma es una misión sagrada en sí misma, albergada en tu cuerpo único y maravilloso, y solo tú puedes hacerte cargo de ese proceso.

A través de estos relatos te vincularás a nivel personal con mis seis secretos. Gran parte de mi filosofía se encontraba al margen de la verdad aceptada, ¡pero la ciencia se está poniendo al día! Sostengo que es importante atender a la ciencia porque nos proporciona una manera clara y concreta de comprender el mundo. Estoy a favor de la ciencia porque estoy a favor de las preguntas; me gusta profundizar y entender. Al mismo tiempo, estar a favor del cuestionamiento significa entender que hay mucho que la ciencia aún no puede explicar. Siempre vale la pena formular la pregunta, aunque aún no tengamos la respuesta.

También te ayudaré a incorporar mis seis secretos en tu corazón y tu cuerpo mediante una serie de ejercicios sencillos. Cada secreto incluye una pequeña práctica contemplativa que te exhorto a realizar cada vez que lo consideres apropiado: mientras te paseas, con papel y pluma, o de cualquier otra manera que desees. Ninguno de ellos es una panacea; se trata más bien de lo que mi madre llamaría «ingeniárselas», algo que nos exige sacar el mejor provecho de lo que tenemos. Y por supuesto que no son una tarea, ¡porque siempre he odiado las tareas! Son pequeñas prácticas que pueden inspirar en ti una nueva perspectiva holística para vivir bien tu vida.

Con suerte, si practicas estos ejercicios lo suficiente, puedan convertirse en hábitos que serás capaz de usar en tu vida diaria. Puedes adaptarlos según tus necesidades, porque si hay algo que espero que saques de este libro es que seas absolutamente capaz de manejar tu propia salud y sanación, así como tu propia vida y aprendizaje. Creo que no es suficiente hablar de estas ideas, también tenemos que vivirlas, tenemos que hacerlas reales al sentirlas en nuestro cuerpo. Así que mientras pienses en estos temas te ofrezco maneras simples para actuar, para sentirlos mediante una práctica corpórea.

Si elegiste este libro, ya estás en el camino para alinear tu alma y conectarte con tu propósito. Pero recuerda: nadie puede hacerlo solo, en particular, no en este momento.

A lo largo de nuestra vida, muchos de nosotros nos hacemos preguntas profundas e importantes: «¿Quién soy en verdad? ¿Por qué estoy aquí? ¿Cómo debo pasar los días, qué debo hacer y con quién? Cuando todo esto termine, ¿qué hará que mi vida haya valido la pena?». De cara a la incertidumbre desde cualquier punto de vista, estas preguntas parecen ser más urgentes en la actualidad.

Por esta razón, quiero que tengas acceso a la profunda sabiduría que hay en tu interior, la que disfruta plantearse estas preguntas y no tiene prisa por responderlas. Quiero ayudarte a ver lo que es posible cuando te vinculas con tu propia verdad, sin importar lo que otros piensen.

Antes de empezar, deseo compartir contigo una historia.

A principios de 1930 tomé un tren de Delhi a Bombay (ahora Mumbai) con mi familia; estaba muy triste porque regresábamos a Estados Unidos, donde tendría que usar vestidos planchados, mostrar buenos modales y otras cosas que mi ser rebelde no podía soportar. Por fin había encontrado a una maestra en la escuela que me caía bien y me sentía desolada por dejarla, pero mis padres me aseguraron que muy pronto regresaríamos. Habían obtenido un permiso y nos quedaríamos cerca de la granja de trigo de la familia de mi padre, en Kansas. No sabía que, cuando llegáramos, empezaría la Gran Depresión que nos anclaría en Kansas durante más de dos años; a los nueve años yo no podía entender ese tipo de cosas. Todo lo que sabía era que nos marchábamos de la India, que debía despedirme de Ayah y Dar, y que iría a una tierra lejana que solo había visitado una vez y que no recordaba.

Presionaba mi rostro polvoriento contra los barrotes de la ventana, mientras miraba pasar la tierra amada donde había nacido, cuando el tren comenzó a bajar la velocidad. Una multitud se había reunido junto a las vías del ferrocarril, e iba detrás de una procesión. Las mujeres estaban vestidas con sus mejores atuendos y los niños bailaban y arrojaban flores. Más adelante, en los vagones de primera clase del tren, todos seguían sentados como si nada pasara. Pero en la tercera clase, donde estábamos nosotros, la gente salía por las ventanas y se apresuraba a reunirse con la muchedumbre; otros corrían por el techo, sus pies golpeaban la superficie metálica del tren.

Conforme el tren avanzó y alcanzó a la procesión pudimos ver a la gente que caminaba adelante. Al frente había un hombre pequeño vestido con un *dhoti* blanco sencillo —una tela que envolvía su cintura y sus muslos— y llevaba un *larthi*, un bastón de madera. Aunque el sol caía a plomo sobre él, caminaba tranquilo y alegre, completamente concentrado en su vida y su propósito. Para entonces, la gente había empezado a gritar su nombre, pero yo ya sabía que estaba viendo a la leyenda de la que mis padres me hablaban con tanto respeto, el hombre que estaba sacando al pueblo de la opresión para llevarlos a la luz del empoderamiento: *Gandhiji*.

El tren se detuvo; después de horas de movimiento monótono, en la calma repentina pude percibir una gran energía.

En ese momento, un niño corrió hacia el mahatma con una flor en la mano. Gandhi se detuvo, se inclinó y la recibió. Al hacerlo, vi que de todo su ser emanaba amor. Se irguió para continuar su marcha y miró hacia atrás a la multitud, no solo a quienes estaban detrás de él y en los techos sino también a quienes presionábamos el rostro contra los barrotes de las ventanas del tren. Juro que, por un segundo, me miró directamente.

He conocido muchas veces el amor en mi vida. Pero el amor de ese hombre nunca me dejará. Era como si él sintiera mi tristeza por dejar la India, mi miedo y mi esperanza, y aceptara todo eso. Me miró con un amor inolvidable, uno que reconocía mi alma.

Luego volteó y continuó su camino.

Yo estaba presenciando la histórica Marcha de la sal, o *Salt Satyagraha*, de Gandhi, una manifestación no violenta en protesta a los altos impuestos británicos sobre la sal.

Si pudiera brindarte algo en este momento, sería el mismo amor inolvidable, el que reconoce y acepta todo lo que eres. Ese amor lleva esperanza en el futuro, acarrea el significado de muchas lecciones y otorga un propósito a las luchas imposibles, indicando el momento decisivo cuando la fuerza de la vida se hincha y nos empuja hacia un nuevo paradigma.

Si estás leyendo esto, quiero que sepas que siento un profundo respeto por lo que has venido a hacer aquí. Reconozco todo por lo que has pasado y siento una profunda esperanza por lo que vendrá. Con mis seis secretos puedo guiarte y ofrecerte todo el amor del mundo.

El resto depende de ti.

SECRETO 1

ESTÁS AQUÍ POR UNA RAZÓN

Capítulo 1

LA VITALIDAD

Recuerdo el momento exacto en que descubrí mi vitalidad por primera vez.

Mis padres eran misioneros cerca de Mussoorie, India, a medio camino hacia los Himalayas. Desde que tenía cinco años me enviaron, junto con mis hermanos mayores, a la única escuela de habla inglesa en la región que en su mayoría admitía a los hijos de misioneros, agentes del gobierno y oficiales del ejército británico. Yo era una niña un poco descuidada; mi madre y mi niñera, Ayah, hacían todo lo posible para asegurarse de que estuviera limpia y bien vestida, pero yo hacía mi mejor esfuerzo para estropear su trabajo. Prefería jugar en la tierra y escalar árboles en lugar de jugar con muñecas o leer libros. Me gustaba escuchar historias pero no me gustaba leerlas; cada vez que veía las letras me parecía que nadaban en la página, así que no podía comprender qué significaban realmente las palabras impresas.

En esa época no teníamos un nombre para esa afección. Hoy se llama dislexia. Pero yo pasé mis primeros años escolares pensando que era estúpida, una idea que fomentó mi maestra de primer grado, quien con frecuencia me hacía destacar por mis errores. Era tan mala alumna en su clase que tuve que repetir el año y su opinión afectó profundamente mi autoestima.

En retrospectiva, mi batalla parece muy dulce. El hecho de que haya elegido esta carrera deja claro que era solo un pequeño capítulo en mi infancia. Pero en esa época batallaba mucho. En verdad creía que era estúpida. Es decir, claro, pensaba que la maestra era más estúpida que yo, pero en verdad me preocupaba cómo sería capaz de arreglármelas en este mundo si no podía aprender algo tan simple como leer. Sobre todo, me preocupaba mi capacidad para seguir el ejemplo de mis padres de practicar medicina, que era mi mayor sueño.

También me costaba mucho trabajo hacer amigos. Me sentía terriblemente sola y contaba los pasos cuando subía todos los días la colina de camino a casa, después de la escuela, esperando llegar para acurrucarme bajo el chal de Ayah y llorar.

Pasé esos dos largos años de primer grado esperando el invierno, cuando empacaríamos, nos subiríamos a nuestra casa rodante y nos iríamos a las llanuras a trabajar. Nada me gustaba más que el tiempo que pasaba en los campamentos itinerantes donde mis padres trataban pacientes. La nuestra era una comunidad de viaje muy animada a la que acudía gente de los campos alrededor, la mayoría de ellos de las castas bajas del opresivo sistema de la India, que acudían a recibir atención médica. El sistema de castas los había etiquetado como «intocables», un concepto que mis padres consideraban tanto erróneo como trágico. Yo tampoco lo comprendí nunca. ¿Cómo Ayah podía ser «intocable» cuando un abrazo de ella era lo más maravilloso del mundo? ¿Cómo Dar, o cualquier otra persona, podía ser intocable? ¿Cómo podía serlo cualquiera? Mis padres también trabajaban con leprosos, que ahora se conoce como enfermedad de Hansen, y con mujeres que a menudo no podían recibir atención médica en otro lugar. La mayoría de las personas a las que trataban nunca habían consultado antes a un médico, y muy pocas tenían dinero.

Ese compromiso hacía que nuestro campamento fuera un sitio muy concurrido al que la gente podía acudir no solo para recibir tratamiento sino también amor, amabilidad y solidaridad. Trabajábamos desde el amanecer hasta las horas más calurosas del día; luego descansábamos y volvíamos a trabajar hasta la noche. Después nos sentábamos todos alrededor de la hoguera y contábamos historias bajo el manto de las estrellas.

Parecía que todos en esa zona sabían que estábamos ahí y que mis padres aceptarían a cualquier paciente que necesitara ayuda. Un día, mi padre llevó de caza a mis hermanos mayores; eso significaba que Margaret, mi hermano menor, Gordon, y yo nos quedaríamos en la tienda de campaña médica para ayudar a mi madre. Me encantaba ser su asistente, ayudar a la gente que tenía heridas infectadas, enfermedades crónicas y huesos rotos. Me sentía orgullosa de que mi madre fuera médica, así como de haber visto casi todo en mis primeros ocho años de vida. Pero ese día llegó un paciente que jamás habríamos esperado.

Alrededor del mediodía empezó la conmoción. Un joven entró al campamento, ¡jalando a un elefante herido! Mi madre salió a recibirlo y trató de explicarle que no era médico veterinario, pero el hombre le dijo que se trataba de un elefante muy especial, el favorito del rajá cuando iba de caza. Unos días antes, el elefante había pisado un tocón de bambú y se lastimó la pata. La herida no sanaba. Aunque en general el rajá contaba con cuidadores que atendían a sus animales, sabía que mis padres estaban en la zona y le ordenó al joven, quien era el entrenador del elefante, que no regresara hasta que hubieran tratado personalmente al animal.

Mi madre nunca había atendido a un elefante; sin embargo, no era alguien que huyera de un reto. Con un tono cuidadoso y seguro empezó a hablarle al elefante como lo hubiera hecho con cualquier otro paciente nervioso.

—Veamos qué pasa aquí —dijo con voz reconfortante—. Tendré cuidado. Sé que debe doler mucho. —Miró con atención la pata frontal izquierda del elefante, tocando con suavidad la almohadilla sensible.

Estaba infectada y ella dedujo que aún debía tener dentro una astilla del bambú. Era emocionante pero un poco intimidante estar cerca de un animal tan majestuoso. Me sorprendió su dulce energía cuando pasé la mano sobre su piel arrugada y los colmillos lisos.

Al ver mi deseo de ayudar, mi madre me envió a buscar los fórceps, permanganato de potasio y una larga jeringa de cobre. Primero llevé los fórceps y la jeringa más grande que teníamos en nuestro suministro. Mi madre seguía hablando en tono dulce:

—Ya, ya, lo estás haciendo muy bien —decía mientras el elefante esperaba, paciente, parpadeando.

Luego regresé a la tienda de campaña médica para preparar la solución antiséptica. Bajé una botella grande de permanganato de potasio de un estante —nuestra tienda de campaña médica estaba meticulosamente organizada— y la puse junto a una jarra de agua que teníamos ahí. Medí la solución con cuidado y llené una palangana completa con el líquido purpúreo, evitando el contacto con el poderoso químico que, yo sabía, escaldaría mi piel si no estaba diluido. Levanté la ancha y pesada palangana y caminé lentamente de regreso, con cuidado de no derramar el líquido en el suelo irregular. Cuando volví, encontré al elefante de pie, tranquilo, mirando cómo mi madre buscaba el pedazo de bambú incrustado en lo profundo de la almohadilla gris y suave de su pata frontal. Paciente, permitió que le sacara la larga astilla e irrigara la infección. Podía entender por qué el rajá amaba tanto al elefante. Estaba tan bien educado que ni siquiera se quejó.

Cuando mi madre terminó de limpiar la herida, le puso un ungüento para completar el tratamiento. Los elefantes son animales expresivos y este parecía contento, tan contento que, cuando fue hora de que el joven se lo llevara al río Ganges para que se refrescara, el elefante bajó la trompa, tomó a Margaret, quien lanzó un grito de emoción y de miedo, y la levantó en el aire. Contuvimos el aliento. El elefante la dejó caer sobre su lomo y respiramos de alivio. Luego hizo lo mismo conmigo.

Al ver qué había pasado con Margaret yo no tuve miedo. Me gustaba la curva curtida que serpenteaba a mi alrededor, sentir el poderoso músculo que hacía que su nariz fuera tan diferente a la mía. Ya antes había visto a muchos elefantes alimentarse de los árboles y levantar a sus crías, pero nunca había tocado una de sus impresionantes trompas ni había imaginado lo que se sentiría cuando me rodeara con ella. Sin embargo, no tuve mucho tiempo para pensarlo porque en un instante me encontré sentada junto a mi hermana, sobre el ancho lomo del elefante. Luego volvió a bajar la trompa para asir a mi hermano Gordon, quien rodeó mi cintura con sus bracitos cuando lo sentó detrás de mí. ¡Y empezó la marcha! Bajamos por el río seguidos de los niños del otro campamento y, cuando llegamos, el elefante nos roció a todos de agua. Aunque en general teníamos prohibido entrar al agua por las víboras y cocodrilos, los adultos sabían que ninguno se acercaría si el elefante estaba ahí, así que nos quedamos a jugar con él toda la tarde.

Al día siguiente, el hombre regresó al campamento con el elefante para que mi madre revisara la herida para ver si había señales de infección. El elefante fue directo hacia ella, la rodeó por la cintura con la trompa y la levantó en el aire como había hecho conmigo y mis hermanos. El resto de la semana, el elefante nos visitó todos los días y, como para demostrar su gratitud, saludaba a mi madre con un gran abrazo de su trompa, al cual ella respondía con su humor acostumbrado: reía y alegre le decía: «Ya, ¡sé buen chico y bájame!». Después todos íbamos al río a jugar, unas veces montados en el elefante por las aguas poco profundas y otras gritando cuando nos rociaba agua con su trompa.

Fue una época crucial en mi vida. Cuando empecé la escuela al año siguiente me dio gusto ver que, después de todo, no la odiaba tanto.

Ayudar a mi madre a curar al elefante me sirvió para descubrir que había nacido para ser médica. Aunque la dislexia siempre hizo que la escuela fuera difícil, aprendí que no mermaba mi inteligencia. Mi nueva maestra entendió mi problema y encontró una manera de enseñarme a leer; como yo sabía que era necesario para estudiar medicina, eso me motivó a seguir sus instrucciones. Empecé a creer en mí misma. Esa convicción me ayudó a seguir en la escuela, luego ir a la universidad y por último a la escuela de medicina.

Al igual que mis padres, sanar me ofreció una oportunidad para interactuar con el mundo de manera positiva y significativa. Cuando llevaba la solución purpúrea para el elefante me conecté de manera tan profunda con mi alegría que me di cuenta de que mis problemas escolares no me detendrían; encontraría la manera de superarlo. Sabía que yo era importante y necesaria, sentía que era parte de lo que estaba sucediendo.

Todos merecemos sentirnos así. Cada uno de nosotros está aquí por una razón, para aprender, crecer y compartir nuestros dones. Cuando somos capaces de hacerlo, nos llenamos de la energía vital creativa que yo llamo «vitalidad».

La vitalidad es nuestra razón de vivir, es nuestra plenitud, nuestra alegría. Es lo que sucede cuando el amor activa la vida. Es la energía que obtenemos de las cosas que importan y que significan algo para nosotros. Es lo que mis padres lograban con su trabajo con las personas marginadas y es el primer secreto que comparto contigo: *Estás aquí por una razón*. **Cada uno de nosotros está aquí para conectarse con sus dones únicos; eso es lo que activa nuestro deseo de estar vivos.** Lograr esta conexión no es necesariamente el objetivo. La búsqueda es mucho más importante.

El proceso de «encontrar nuestra vitalidad» es lo que nos da vitalidad.

Este concepto no es nuevo, como tampoco lo es la idea de que está relacionado con la salud. Varias filosofías orientales han observado que existe cierta energía vinculada al bienestar;

se le ha llamado tanto *prana* como *chi*. Los filósofos occidentales pueden referirse a algo más teórico, como motivación o propósito. Las personas que trabajan en urgencias hospitalarias y los profesionales de cuidados paliativos con frecuencia describen la vitalidad como la voluntad de vivir, porque cuando alguien la pierde empieza a morir. Si bien esa vitalidad no garantiza una salud perfecta, no tenerla o perderla constituye a menudo un gran obstáculo para sentirse bien.

Todos debemos encontrar nuestra vitalidad mediante nuestra contribución cotidiana al mundo. Ciertas actividades y propósitos nos la brindan más, y esto varía de una persona a otra. Algunos encuentran una vocación que los anima y pasan toda su vida profesional pellizcándose y pensando «¡No puedo creer que me paguen por hacer esto!». Otros tienen trabajos menos motivantes para sobrevivir, pero buscan su pasión fuera del horario laboral. Otros más, como los cuidadores voluntarios, contribuyen a la sociedad de manera importante al tiempo que se conectan con su propio sentido de propósito.

Aunque no existe una sola manera o área de la vida para encontrar nuestra vitalidad, todos necesitamos descubrirla; es una parte fundamental de nuestra fuerza de vida. Sin vitalidad es difícil sentir alegría, y tanto la salud física como la mental empiezan a flaquear. Esto es en parte el motivo por el que a menudo le pregunto a mis pacientes cuál es su razón para vivir, porque si no pueden responder a esta pregunta en general solo puedo aliviar sus síntomas temporalmente. Puedo arreglar lo que está mal, pero no necesariamente lo curo.

Si tenemos suerte, experimentamos la vitalidad muchas veces en nuestra vida; pero con la misma frecuencia muchos de nosotros también dejamos de tenerla. Esta puede ser una experiencia traumática e importante. Pero también puede ser mucho más sutil, como un coche que falla al quedarse sin gasolina.

Capítulo 2

¿POR QUÉ ESTOY AQUÍ?

No todos encuentran su camino a una edad tan temprana como yo lo hice. Muchos tienen dificultad para encontrar quiénes son en realidad y qué les brinda vitalidad. Puede ser algo que vive dentro de nosotros, bajo la superficie, pero que parece que está fuera de nuestro alcance. Ese fue el caso de James.

James acababa de graduarse en Ciencias de la Información y no sabía qué hacer después. Yo lo traté a él, y a sus padres, durante muchos años. Su madre insistió en que viniera a verme, pero después de hacer su historial médico y un examen físico, quedó claro que no había ningún problema, al menos no con su cuerpo. Tenía un *walkman* sujeto a sus pantalones —sí, fue hace mucho tiempo— y llevaba los audífonos alrededor del cuello; cuando entró, escrutó, nervioso, la habitación.

—¿Qué te preocupa, James?

—Es solo que no sé qué hacer con mi vida. Ya tengo mi título y tengo que pagar los préstamos estudiantiles, pero no me interesa ningún empleo.

—¿Te gustan las computadoras?

—No mucho, pero sé que son importantes. Mi padre es ingeniero y cree que es una carrera segura. Dado el estado del mundo, no creo que ningún lugar sea seguro.

—¿Qué quieres hacer?

—No sé —respondió.

Yo sospechaba que quizá en alguna parte de su inconsciente lo sabía, pero que no se atrevía a admitirlo, ni siquiera a sí mismo.

—¿Has tenido sueños?

Me dijo que a veces soñaba con un cactus alto, pero no recordaba nada más, así que le sugerí que hiciéramos una visualización y estuvo de acuerdo.

—Cierra los ojos y mira alrededor —dije—. ¿Puedes ver un camino? Podría ser de piedra o de tierra, un sendero pavimentado o incluso una banqueta.

James frunció el ceño y luego su rostro se relajó.

—Ahí —murmuró.

—Camina por ese sendero. Da un paso, luego otro y otro —indiqué—. Ahora mira tu alrededor. Este es tu camino. ¿Qué ves en él?

—Estoy en una meseta —dijo Jim en voz baja después de un minuto.

—Mira más adelante. ¿Qué ves?

James volvió a fruncir el entrecejo.

—Veo un cactus. Escucho unos tambores. No sé. —Abrió los ojos—. Doctora Gladys, sencillamente no sé. Hay tanto que necesito averiguar. Le pregunté a mis padres si podía ir a la meseta a acampar solo, pero están nerviosos. Me preguntaron si me drogaba, pero yo solo quería estar solo y conectarme con la naturaleza.

—Creo que deberías ir. Si tus padres tienen algún problema con eso, diles que me llamen.

Varias semanas después me encontré a James en el supermercado y me dijo que había subido solo a la meseta y que había sido una búsqueda espiritual. Me explicó que había escuchado tambores en su mente todo el tiempo que estuvo ahí y que supo qué quería hacer: deseaba ser músico y se iba a inscribir en una escuela de producción musical. Pude ver que sus ojos brillaban, estaba lleno de vitalidad.

—¿Qué piensan tus padres?

—Les preocupa que sea un músico muerto de hambre y además tengo la deuda escolar, pero estuvieron de acuerdo en que lo intentara un año para ver si tengo un futuro en la música.

Como lo muestra la historia de James, encontrar nuestra vitalidad a veces nos empuja a vivir una transición. Nos muestra quiénes somos en realidad. Esto puede obligarnos a hacer cambios, empezar a hacer algo nuevo o dejar de hacer algo que llevamos mucho tiempo haciendo.

En otros casos el cambio exterior que se requiere es muy pequeño.

Lilian tenía todo y nada al mismo tiempo. Estaba sentada junto a mí, pero parecía que su mente estaba a kilómetros de distancia cuando dijo:

—Hay algo mal en mí, estoy segura.

Hacía muchos años que yo la trataba y también atendía a otros miembros de su familia; en general parecían felices. Sus hijos mayores eran amables y exitosos, su matrimonio era sólido, ella tenía una buena relación con su comunidad y disfrutaba su trabajo voluntario en una organización de beneficencia que atendía a niños de familias de bajos recursos.

Aunque antes Lilian había presentado algunos síntomas que fueron resueltos, sus quejas actuales eran vagas. Decía que quizá estaba enferma o que tenía un tumor que no habían detectado. Pensaba que quizá estaba en las primeras etapas de un trastorno autoinmune o que padecía problemas hormonales. No se sentía bien, de eso estaba segura, y esperaba que yo la ayudara a averiguar qué estaba pasando.

Comencé pidiéndole a Lilian que me describiera sus síntomas de manera más específica. ¿Le dolía la cabeza? No. ¿Cómo estaba su digestión? Bien, normal, sin problemas. ¿Le dolía algo? En realidad, no; sentía que envejecía y en ocasiones sentía pequeñas punzadas aquí o allá, pero nada en particular. Luego investigué los síntomas psicológicos; le pregunté si dormía bien (sí) y si padecía de ataques de pánico o depresión (no). Sencillamente se sentía... mal.

—No tengo energía para hacer nada —me explicó—. Me encargaron la recaudación anual de fondos de la Sociedad Infantil, pero no puedo hacer el trabajo; siento que todo lo hago de manera mecánica.

Lilian no es la única paciente que ha tenido este tipo de sensación; no pueden describir con exactitud los síntomas, que a veces cambian todos los días. Una semana padecen dolores que parecen afectar todo, otras se ven desprovistas de energía, otras más no se sienten comprometidas. Lilian no podía definir nada de esto pero parecía que estaba afectada por las tres.

Por último le pregunté qué estaba pasando en realidad.

—Lilian —dije cautelosa—, ¿qué crees que está mal?

Bajó la mirada hacia sus manos tersas y manicuradas. Le llevó un minuto responder y me di cuenta de que buscaba en lo profundo de su ser nombrar algo que aún no era capaz de definir. En esos largos segundos, esperamos juntas.

Hasta que de pronto lo dijo:

—Supongo que ya no tengo nada por qué vivir.

Sus palabras quedaron suspendidas, pesadas; las dos sopesábamos su gravedad. Después de unos segundos, Lilian cortó el silencio en un intento por explicarse.

—Tengo todo lo que siempre he querido en la vida —continuó—. Me gusta mi vida. No tengo nada de qué quejarme. Pero... —titubeó y miró alrededor, tocó el collar fino que llevaba a la garganta como si tratara de establecer la naturaleza de su insatisfacción— nadie me necesita ya. Siento que mi vida no tiene sentido. —Su voz se quebró y las lágrimas surcaron sus mejillas—. Mis hijos ya no viven en casa. Mi esposo tiene su trabajo y me parece que no importa lo que hago por estos niños de la beneficencia porque sus problemas no desaparecen en verdad. Es más deprimente que cualquier otra cosa. ¿Para qué estoy aquí? Ya hice todo lo que tenía que hacer y no tiene sentido que siga viva —Lilian empezó a jalar su collar con más insistencia conforme su angustia aumentaba—. No sé qué hacer. Quizá no hay nada que hacer. Tal vez mi vida ya se acabó.

Aunque parezca que tenemos todo, sin vitalidad no tenemos nada. Vivir sin esta es un vacío, una languidez. No es exactamente una depresión clínica, pero tampoco significa estar vivo. Como Lilian lo describió: «sencillamente se siente mal».

Este libro incluye muchos relatos excepcionales de personas que voltearon de forma drástica hacia la vida. Pero la historia de Lilian siempre ha sido especial para mí porque la mayor parte de la vida no es tan dramática. Se desarrolla día a día, minuto a minuto, ya sea participando o no en el mundo a nuestro alrededor. Muchos de los cambios clave suceden en pacientes como ella.

Me acerqué a Lilian y la abracé con fuerza; elogiando en silencio su valentía. En la escuela de medicina nunca me enseñaron a abrazar a la gente; todavía en la actualidad es probable que enseñen a no hacerlo, pero yo siempre lo he hecho.

Luego traté de explicarle qué estaba sucediendo.

—Tú importas, Lilian. Pero lo has olvidado —le dije—. Eres parte de algo más grande que tú misma. Eres parte de la vida de tu hijo, de la vida de tu esposo, de la vida de tus amigos. Eres parte de la vida misma. No has terminado. Tu vida no ha acabado. Está aquí, esperándote para que te comprometas con ella.

Le expliqué cómo, en mi mente, la veía a ella y a su vida. Era como si pudiera dibujar un círculo alrededor de cada una y estos no se tocaban. Estaban separados. ¿Cómo podía su vida darle vitalidad en ese estado? ¿Y cómo podía ella retribuir algo a cambio?

Hablamos un poco más sobre su papel en la comunidad y se tranquilizó un poco. A nivel intelectual, parecía comprender lo que le estaba diciendo, pero su cuerpo seguía sin entenderlo.

Unos días después Lilian sufrió una caída. Había salido al patio de su casa, cuando se torció el tobillo, se golpeó contra el pavimento y se rompió la cadera derecha.

Supe de la caída y fui a visitarla al hospital. Ya habían pasado casi dos semanas desde el accidente y estaba muy deprimida. Se alegró al verme, pero después regresó su tristeza.

—¿Cómo pasas aquí el tiempo, Lilian? —le pregunté después de darle un abrazo largo y apretado.

—No hago nada. No puedo hacer nada. Tengo que quedarme en cama —respondió.

—Bueno, tus brazos funcionan, tu mente funciona. Seguramente puedes, y debes, hacer algo; si continúas así eso te dejará por completo sin vitalidad.

Lilian me miró extrañada.

—¿Qué puedo hacer desde la cama de un hospital? —preguntó.

—Bueno, ¿quién está planeando la recaudación la Sociedad Infantil?

Me explicó que, en su ausencia, un empleado de la beneficencia estaba a cargo de la recaudación, pero la verdad era que tenía demasiado trabajo y no podía hacer nada. La exhorté a que llamara al empleado y le dijera que ella se encargaría de algunos preparativos.

—Tienes que volver a conectarte con tu fuerza vital y para que eso suceda, tienes que mantenerte ocupada —le aconsejé—. Tu cadera necesita sanar, pero si te quedas ahí tirada va a tardar más tiempo.

Lilian se tomó en serio mis palabras. Empezó a planear el evento desde su cama de hospital. Escoger la decoración, organizar a los oradores y decidir el menú le dio energía. Dos meses después fui al evento; fue uno de los más hermosos a los que he asistido. El dinero que ayudó a recaudar comenzó un nuevo programa extraescolar para los niños necesitados.

Tanto Lilian como James asistieron a mi cumpleaños 102 este año. Fue maravilloso que estuvieran ahí para celebrar conmigo y festejar también la vida llena de vitalidad que habían creado. Lilian sigue trabajando en la Sociedad Infantil, organizando la recaudación anual. Décadas después de su primer viaje a la montaña, James se convirtió en un miembro respetado de la tribu local de nativos americanos y guía a otros en su búsqueda espiritual; un complemento a su carrera de músico profesional, que ha sido muy exitosa.

Al ver a ambos prosperar recordé que nuestra búsqueda de la vitalidad nos conecta con una pregunta más importante: ¿por qué estamos aquí? Algunos nos inclinamos por la espiritualidad, otros se identifican como religiosos y otros tantos apuestan por el azar perfecto del universo. Pero independientemente del «cómo» que esté detrás de nuestra comprensión de la creación, nuestra vitalidad habla del «por qué». La vitalidad es el resultado inmediato de ponernos en contacto con la vida y que ella se ponga en contacto con nosotros.

Es importante que seamos nosotros quienes iniciemos este movimiento, pero una vez que lo hacemos, la vitalidad que empieza a fluir continúa haciéndolo. Se expande hasta que nos llena y empezamos a conectar con algo aún mayor: el propósito.

En efecto, las vidas llenas de vitalidad se vuelven vidas llenas de propósito y eso tiene un efecto profundo tanto en nuestra salud mental como en la física. Varios análisis del Estudio de Salud y Jubilación de la Universidad de Michigan han observado un vínculo entre el alto sentido del propósito y la disminución de la mortalidad en adultos mayores de cincuenta años.[1]

Se ha observado que el propósito reduce el riesgo de accidentes cardiovasculares[2] y previene los peores efectos de la enfermedad de Alzheimer.[3] También existe evidencia que vincula el voluntariado con una disminución del riesgo de muerte, sin hablar de un sentido más fuerte de bienestar.[4] Esto sugiere que vivir con propósito en verdad puede ayudarnos a vivir más y mejor.

Y la alegría que brinda a nuestra vida se extenderá en el mundo a nuestro alrededor. En medicina holística no solo entendemos el bienestar del cuerpo como un aspecto del bienestar del alma; consideramos el bienestar del alma como un aspecto del bienestar del mundo. Mejoramos la salud del mundo cuando atendemos a nuestra alma y nuestro corazón, porque todos encajamos juntos.

Capítulo 3

COMO PIEZAS DE UN ROMPECABEZAS

Quizá mi madre nunca habría acabado en la escuela de medicina de no ser por la señora Gimble, la vieja vecina gruñona que vivía a tres casas de nosotros. Caminaba con una cojera pronunciada y se quejaba constantemente de un dolor en la columna vertebral que los médicos no podían curar. Pero un día de 1910, mi madre estaba en el porche y la señora Gimble pasó caminando por la calle, sin cojear y sonriente.

¿Era la misma mujer? ¿Cuál fue la razón de ese cambio radical de apariencia?

La señora Gimble le dijo a mi madre que un médico osteópata la había tratado, que la torció como si fuera un pretzel sobre la mesa del comedor y que de esa manera le quitó el dolor para siempre. El doctor Andrew Still, fundador de la medicina osteopática, era muy progresista; tan progresista, declaraba la señora Gimble, que hasta admitía a mujeres en su escuela de medicina.

Mi madre nunca había oído hablar de un médico osteópata, pero quería que los gruñones volvieran a sonreír. Estaba emocionada con la idea de poder estudiar bajo la tutela del doctor Still. Puso manos a la obra y averiguó lo que necesitaba para enviar su solicitud.

En el lapso de un año se unió a uno de los primeros grupos mixtos. Ahí conoció a mi padre y se graduó en 1913. Pasó el resto de su vida curando a gente que padecía dolor. Mis padres trataron a innumerables pacientes en el hospital para mujeres que fundaron en Rourkee, India, en los campamentos que dirigían cada invierno y en la pequeña comunidad de Kansas donde vivimos durante la Gran Depresión. En la mayoría de los casos cobraban poco o nada por su trabajo. Más allá de su papel como sanadora, mi madre fue una inspiración para muchos, puesto que miles de personas se presentaban ante ella como la primera mujer médica que jamás habían visto.

La señora Gimble cambió la vida de mi madre porque la ayudó a conectarse con su propósito; a su vez, mi madre cambió la vida de muchos gracias a su trabajo de sanación en la India y otros lugares. Así es precisamente la manera en que funciona la vitalidad: no solo nos conecta con nuestro propósito, sino que nos vincula a todos mediante un propósito colectivo.

Por propósito colectivo no me refiero a que todos tengamos el mismo propósito; quiero decir que cuando estamos impulsados por la vitalidad contribuimos a un sentido del propósito mayor que se extiende desde aquellos con quienes interactuamos hasta una comunidad más extensa. Las almas individuales son como piezas de un rompecabezas. Nuestro propósito nos une para crear algo mayor y más bello que lo que cualquiera de nosotros podría lograr solo.

Me gusta pensar que somos piezas de rompecabezas porque eso nos confiere a cada uno el espacio de ser únicos. No se espera que tengamos esta u otra forma, sino la forma exacta porque solo así encajamos. Nadie debe juzgar el diseño de otra persona y, del mismo modo, es inútil intentar ser más o menos como alguien más o preocuparnos si juzgan nuestra estructura. Por el contrario, depende de cada uno alinearse con su propia alma y ayudar a otros a que hagan lo mismo. Considerar las cosas desde este punto de vista nos ayuda a entender que cada uno de nosotros es esencial. ¿Alguna vez has estado a punto de terminar un rompecabezas y te das cuenta de que falta una pieza? ¡Es una crisis!

Cuando no encontramos nuestro lugar en el rompecabezas, nos sentimos un poco toscos y deformes. Podemos preguntarnos por qué somos como somos. Quizá nos comparemos con otros o sintamos que no somos lo suficientemente bellos. No nos vemos como parte de un todo más amplio y eso puede hacernos sentir inútiles, deprimidos y aislados. Nos sentimos pequeños e insignificantes, como si no tuviéramos control sobre nuestra vida ni razón de existir.

Pero cuando encajamos en el rompecabezas nos convertimos en parte del patrón de la vida. Cuando esto sucede intercambiamos vitalidad con el mundo que nos rodea. Nuestra vitalidad fluye libremente y tenemos más que nunca antes.

Cada uno de nosotros pasa la vida tratando de descubrir la forma que tenemos en el rompecabezas.

Cuando asistí a la escuela de medicina, una generación después que mi madre, seguía habiendo pocas escuelas que aceptaran mujeres. Yo estudié en el Woman's Medical College de Pensilvania, en Filadelfia, la única institución solo para mujeres donde nos decían que teníamos que ser más inteligentes, más fuertes y sobre todo mejores médicas para sobrevivir. Mi generación empezó justo al inicio de la Segunda Guerra Mundial.

Me inscribí porque quería amar y sanar a las personas. Pero me parecía que el interés que tenía el país en la guerra se había infiltrado en la institución médica, o quizá siempre fue así y no me había dado cuenta. Hacía lo mismo que habían hecho mis padres, tratar la salud física como una parte de un ecosistema más grande. Estaba menos concentrada en matar una enfermedad y más interesada en saber por qué estaba ahí. Eso no correspondía a la educación que estaba recibiendo. Aunque no tenía problemas con anatomía, biología y otras ciencias duras, me costaba trabajo aceptar el enfoque de diagnóstico y tratamiento que me ofrecía la academia.

Eso, junto con mi tendencia a tejer mientras estaba en clase para mantenerme ocupada y concentrada, hacían que fuera la menos favorita de la rectora, la vieja y rígida Marion Fay. La rectora Fay tenía casi la misma opinión de mí que la maestra de primero de primaria, y me lo dejó claro.

Un día me llamó a su oficina, donde me había sermoneado y menospreciado muchas veces antes. Sentada perfectamente erguida, con sus lentes colgando de una cadena sobre su blusa blanca almidonada, no había suavidad en ninguna parte.

—Señorita Taylor, tengo aquí una referencia médica para que vaya con el psiquiatra.

—¿Un psiquiatra? —reí, incrédula.

—No estoy segura de que usted esté «bien» —continuó dando golpecitos con un lápiz en su sien al decir la última palabra para dar a entender el significado—. No parece entender la finalidad de la medicina. Pasa todo el tiempo tejiendo en clase. Quizá no está hecha para ser médica. El psiquiatra evaluará si es así.

—Con todo respeto, señora, ¿no se supone que debemos participar en nuestra propia educación? —pregunté—. Somos nosotras quienes iremos a hospitales y clínicas cuando todo esto acabe. ¿No es imprescindible que comprendamos los verdaderos conceptos que hay detrás de la enseñanza? Todo lo que se enseña aquí es acerca de la muerte, nunca se habla de cómo el amor puede sanar.

—Son sus conceptos los que me preocupan —dijo, apretando el lápiz—. La medicina consiste en matar la enfermedad, porque son las enfermedades las que matan a la gente, y nuestro trabajo radica en mantenerla viva. ¿Qué es todo esto de amar y sanar? Usted es tan dócil que casi parece enfermera. Necesita ser dura, señorita Taylor. Nunca terminará la residencia con esa actitud.

Apreté los labios para no hablar; me las arreglé para formular un «gracias» tenso y me apresuré a salir de la oficina lo más rápido posible con ese horrible papel en la mano.

Sí fui al psiquiatra y me consideró bastante cuerda. Pero la experiencia me conmocionó. Entendí que la institución médica nunca me aceptaría como era. En retrospectiva, ese fue el momento en que me di cuenta de que tendría que dejar huella en la medicina haciendo las cosas a mi manera.

Si lo hubiera permitido, esos cuatro años en la escuela de medicina habrían acabado con toda mi vitalidad. Me mantuve concentrada en una meta: solo tenía que terminar. Una vez que fuera doctora, podría enfocarme en el amor y la sanación, aunque tuviera que enfocarme en matar la enfermedad para llegar a ello. Esto fomentaba mi vitalidad, así como las cartas que intercambiaba con mi prometido, Bill McGarey, quien estudiaba medicina en Cincinnati.

Seguí estudiando, me gradué y recibí el título de doctora en medicina. Me había ganado mi lugar en la comunidad médica. Me casé con Bill en 1943, y poco después de que nos graduamos iniciamos juntos la práctica privada.

Mi idea de la sanación evolucionó con los años y llegué a creer en el concepto de reencarnación, que se adaptaba mucho menos a la teología que me habían enseñado de niña. Con Bill a mi lado empecé a cruzar los límites de todo lo que me habían inculcado. Llegué a entender que la comunidad científica no está por completo de acuerdo en qué es la conciencia y de dónde proviene. Eso me ayudó a adoptar la idea de que nuestro espíritu es atemporal y debe aprender a lo largo de varias vidas. Bill y yo nos encontramos en el centro de un movimiento cada vez más grande de médicos y sanadores que estaban interesados en los aspectos espirituales y sentimentales de la medicina; hoy, la creencia en la reencarnación guía en gran medida lo que hago en la tierra como doctora, madre, abuela y ser humano. Refuerza mi convicción de que cada uno de nosotros está aquí para un propósito, que cada uno de nuestros propósitos individuales está conectado conforme nuestra alma interactúa con otras en el curso de varias vidas.

También me ayudó a entender el mundo a mi alrededor. Muchos años después, la forma que tenía mi pieza en el rompecabezas se hizo más clara y pude conectar de manera más profunda con mi vitalidad. Llegué a entender mejor qué debo hacer aquí, no solo como doctora en medicina y madre, sino como promotora tanto de las nuevas como las viejas ideas sobre la sanación a escala del alma, no solo física. Impulsó mi comprensión del tipo de medicina que mis padres habían practicado y fortaleció mi desacuerdo con el punto de vista de la institución médica moderna de matar la enfermedad. Hasta donde entendía, nuestros desafíos de salud eran una parte tan importante del recorrido del alma como cualquier otra cosa. Nuestro objetivo no debería ser solo acabar con las enfermedades sino permitirles que nos ayuden a crecer y aprender al mismo tiempo.

Explorar la intersección entre la espiritualidad y la medicina es una parte significativa de mi trabajo. Pero ¿qué ocurre cuando no sabemos cuál es nuestro papel o cómo no perderlo de vista conforme cambia? ¿Y qué sucede cuando sentimos un llamado hacia muchas cosas en diferentes direcciones?

Capítulo 4

¿DÓNDE DEBERÍA PONER MI VITALIDAD?

No hace mucho tiempo conocí a una joven llamada Anne que padecía su tercer acceso de bronquitis grave en menos de un año. Llegó a mi consultorio con una tos seca que sonaba dolorosa. Empecé a hacerle preguntas sobre su estilo de vida: ¿fumaba o trabajaba en un lugar con mala ventilación? No, no era eso. Luego le pregunté un poco sobre su historial médico: ¿alguna alergia o enfermedad respiratoria?

—No —respondió con voz ronca—. En realidad, no.

—¿Usas mucho tu voz?

—Depende —dijo con una risa que rápidamente se convirtió en tos. Entre accesos de tos bromeó—: ¿Veinticuatro horas al día es mucho?

Me dijo que amaba su trabajo en producción cinematográfica, pero tenía tantas reuniones que en general para el miércoles ya no tenía voz. Cuando salió del consultorio se fue directo a un estudio de yoga a seguir su otra pasión: enseñar yoga cuatro noches a la semana.

Cuando hablaba de sus dos empleos quedaba claro que la animaban. Pero sabía que debía tomarlo con calma. Si en verdad era honesta consigo misma, ya no le gustaba enseñar yoga tanto como antes, pero había invertido tanto tiempo y energía en ello que alejarse habría parecido un fracaso. Peor aún, tenía miedo de perder su identidad si no seguía el yoga como parte de su carrera profesional. Sin embargo, admitía que era agotador enseñar tanto como lo hacía, y provocaba un caos en su horario, en el cual no encontraba espacio para darle a su cuerpo el cuidado que necesitaba.

Poco después de nuestra conversación, Anne disminuyó sus clases de yoga a una cada semana. Seguía yendo al estudio casi todas las noches, pero en lugar de dar clases las tomaba. Cuando regresó un mes después pude ver que estaba mucho mejor. Su voz era clara y ya casi no tosía. Escuché sus pulmones y parecía que se estaban recuperando.

—¿Cómo te sientes con tu nuevo horario? —pregunté.

—Es chistoso, pensé que extrañaría dar clases, pero es mucho más relajante ser alumna. Empecé a ir a una clase más tarde, donde la práctica es más lenta y tranquila que la que yo enseñaba. Eso me da tiempo para tomar una cena ligera en mi casa con tiempo para digerirla; antes cenaba en la calle ya tarde y me iba a dormir después con el estómago lleno —me comentó que tosía menos y que respiraba mejor—. Supongo que es un poco raro, como si hubiera retrocedido en mi práctica espiritual.

Yo estaba desconcertada.

—¿Por qué eso representaría un retroceso en tu práctica espiritual?

—Bueno, fui una muy buena maestra de yoga y ahora casi solo soy alumna.

Sonreí. Su respuesta era encantadora y muy equivocada.

—Anne, finalmente estás viviendo lo que enseñas —expliqué—. No es el nivel o grado lo que te ayuda a entender qué pasa en tu interior. No es un empleo el que te dice si eres o no espiritual.

Anne soltó una risita; entendía lo que le decía.

—Algunas de las personas más sabias que he conocido son barberos o trabajan en una cocina —continué. Pensaba en Ayah, quien nunca aprendió a leer y escribir—. Estabas haciendo mucho más de lo que tu corazón quería hacer y tu cuerpo intentaba decírtelo. Agradécelo. Te mostró exactamente lo que tenías que ver.

—Eso tiene sentido —dijo Anne, hablando despacio mientras consideraba la idea—. Supongo que desde afuera parece que hago menos cosas, pero me siento mucho mejor ahora que no estoy tratando de hacerlo todo.

En los meses que siguieron continuó mejorando. Al renunciar a dispersarse demasiado podía cuidar mejor su salud y bienestar.

En la cultura tan atareada de la actualidad puede ser difícil encontrar nuestro camino correcto. Con frecuencia queremos ser exitosos en todo lo que hacemos y se nos alienta a juzgar nuestro éxito desde el exterior: si somos buenos haciendo algo, si ganamos dinero o si obtenemos prestigio. Pero la verdad es que la felicidad tiene más que ver con cómo nos sentimos que con cualquier otra cosa. Cuando tratamos de seguir a los demás, cuando hacemos lo que pensamos que «deberíamos» hacer o creamos una identidad que no funciona, sufrimos.

Muchas personas aprenden esto de la manera difícil, mediante la experiencia de la paternidad o maternidad. Algunos aman ser padres, en tanto que otros pierden toda energía al hacerlo.

Para mí, la maternidad siempre fue una fuente de vitalidad. Siempre soñé con tener seis hijos, y Bill y yo acordamos la cantidad antes de casarnos siquiera. Trabajé fuera de casa durante un tiempo, cuando no era común que las mujeres lo hicieran. Ya estaba en la escuela de medicina cuando la imagen de Rosie the Riveter se popularizó. Como yo trabajaba, y al ver que tuve cuatro hijos en cuatro años, con frecuencia me preguntaban sobre mi planificación familiar.

—Uno pensaría que tú, de todas las personas, sabría cómo parar de tener bebés —espetó un día una de mis pacientes.

Le frustraba que la atendiera una doctora mujer y, debido a su prejuicio, probablemente sentía algo de temor de que yo no hiciera un buen trabajo. En esa época yo hacía malabares para criar a mis hijos y continuar con mi ocupada práctica médica, puesto que era una de las únicas médicas generales en el pueblo. Recuerdo mi asombro al escuchar su comentario; ella no podía imaginar que quizá yo había elegido tener a mis cuatro hijos y que con gusto tendría dos más. Y de hecho así lo hice y siempre conté con mujeres amables en el vecindario; en general eran una generación mayor que yo, ya un poco bajas de energía después de haber criado a sus propios hijos; las empleaba para que cuidaran a los míos mientras yo trabajaba.

Tener dos fuentes distintas de vitalidad siempre me pareció que me jalaba en dos direcciones. En el trabajo me preocupaba por lo que sucedía en casa; en casa me preocupaba por mis pacientes.

Muchas personas tienen preocupaciones similares. Interesarse y comprometerse en la vida conlleva esta sensación de tirar en diferentes direcciones, hacia distintas pasiones, cada una de las cuales requiere tiempo, atención y fuerza vital. ¿Dónde debemos poner nuestra vitalidad? Es como si tuviéramos que tomar una sola decisión, pero somos seres complejos y debemos asumir esa complejidad. Por lo que he visto, la gente más feliz hace malabares con varios intereses. Mi hijo John es pastor y siempre se sintió inclinado hacia la tecnología, así que disfruta organizar el equipo para las presentaciones en la iglesia, así como para mis entrevistas y videollamadas. Su tocayo, mi hermano John, era ministro religioso, cazador y dentista; volvió a la India después de jubilarse para sacar dientes y atender abscesos. Un querido amigo mío es hoy escritor profesional y disfruta trabajar con caballos, cultivar verduras y cantar en el coro de la iglesia. Todos ellos encontraron un camino para hacer suficiente dinero con una sola de sus pasiones y así poder realizar las otras, lo que les ha brindado vidas plenas e integrales.

En mi caso, encontré que mis roles como madre y como médica se complementaban. Eran épocas distintas, cuando el cuidado de los niños no era barato, pero tampoco lo dejaba a uno en la calle. En ese entonces, muchas personas decían que no era buena madre porque trabajaba; muchos doctores hombres (¡e incluso enfermeras mujeres!) pensaban que no era buena médica porque tenía muchos hijos. Yo solo seguí haciendo lo que para mí era verdadero: obtener vitalidad de mi trabajo y mi hogar por igual. Volver a casa y ver la cálida sonrisa de mis hijos me brindaba la energía para regresar renovada a la oficina a la mañana siguiente e interactuar con mis pacientes y así continuar dándole a los niños todo lo que tenía. Más tarde, cuando mi carrera se amplió y tuve que hablar, escribir y ofrecer nuevas ideas a las personas, me di cuenta de que en lugar de agotar mi vitalidad parecía obtener cada vez más.

Como con la crianza de los hijos, podemos obtener vitalidad haciendo jardinería, deportes, actividades al aire libre, activismo, arte o cualquier cantidad de ocupaciones, aunque no sean nuestro «empleo» oficial. En mi generación la gente tenía muchos pasatiempos. El entretenimiento era un evento que en general se realizaba fuera de casa, así que teníamos que inventar formas de entretenernos solos. Muchos cocinábamos; dábamos mantenimiento a la casa y el coche; hacíamos jardinería; escribíamos historias; cantábamos y tocábamos instrumentos musicales; o practicábamos manualidades, como tejido, bordado y pintura. Esas actividades eran creativas y nos conectaban con nuestra fuerza vital. No importaba mucho si éramos buenos o malos haciéndolas, se trataba solo de disfrutarlas.

Me di cuenta de que, con el paso de las décadas, la gente se ha interesado menos en esas labores. El acceso constante al entretenimiento y los dispositivos electrónicos dificulta la búsqueda de tareas estimulantes. Con las presiones de la vida moderna a menudo es difícil ver el valor en ocupaciones que no reditúan dinero o no resuelven de inmediato problemas generalizados. Para muchas personas es difícil entender por qué deberían hacer algo por el gusto de hacerlo. Fue alentador ver que durante la pandemia por COVID-19 las generaciones jóvenes empezaron a realizar ese tipo de actividades de nuevo.

Los jóvenes —y por ellos me refiero a cualquiera menor de 99 años, pero sobre todo a adolescentes y veinteañeros— necesitan ese tipo de actividades para reducir el estrés, porque el mundo de hoy nos expone a todas las crisis que ocurren en tiempo real. Estamos más conscientes que nunca del desequilibrio social, la falta de justicia social y las consecuencias inminentes de la forma en la que tratamos al planeta. Desde cierto punto de vista, esta es información increíblemente útil; pero desde otro, solo es útil si la usamos. Si no lo hacemos, si permitimos que nos paralice y nos impida hacer algo que nos provoque felicidad, perderemos contacto con nuestra propia fuerza vital y será menos probable que podamos hacer algo para ayudar.

Cuando obtenemos vitalidad a partir de varias fuentes somos capaces de conectarnos mejor con la vida. Una pieza de rompecabezas no solo embona de un lado, tiene que encajar en dos, tres o cuatro. Su aspecto varía de una persona a otra. Como Anne, al principio de este capítulo, a veces alejarse de las cosas que amamos puede afectar nuestro sentido de identidad, pero en ocasiones es la única manera de recuperar el equilibrio. Conforme aprendemos y crecemos, llegamos a darnos cuenta de que nuestra vitalidad no tiene nada que ver con las definiciones externas y todo que ver con cómo vivimos nuestra vida en lo cotidiano.

La historia de Anne también nos muestra que nuestras fuentes de vitalidad cambian con el tiempo. A menudo, esta experiencia nos parece natural. Disfrutamos algo durante un rato, luego encontramos otra cosa que despierta nuestro interés y cambiamos. La vida gira y cambia, nuestros intereses se transforman y nuestras capacidades físicas evolucionan con la edad.

Cuando la vida fluye verdaderamente, lo que nos proporciona vitalidad evoluciona junto con nosotros. A veces, nuestra dificultad para obtenerla es exactamente lo que nos empuja a buscarlo en otro lugar, como un electricista que estaba desolado cuando su discapacidad lo forzó a jubilarse prematuramente, solo para descubrir los poderes reconfortantes de la jardinería; o un productor cinematográfico que se dedicó por completo al voluntariado en un refugio local durante los primeros días de la pandemia de COVID-19. En ese momento pensaron que era un desastre, pero cuando miraron en retrospectiva se dieron cuenta de que la vida misma los conminaba a buscar su vitalidad y que esta alternativa era lo que los mantenía vivos. El simple hecho de que estuvieran decididos a encontrar su vitalidad —el llamado interior, el deseo profundo— fue su manera de reconectar con la vida.

Capítulo 5

CONECTARSE CON EL DESEO

Vivir con vitalidad nos llama a nombrar lo que queremos. Pero cuando apenas empezamos a dirigirnos hacia la vida puede ser intimidante incluso *saber* qué queremos, ni qué decir de formularlo en voz alta.

Nos decimos que quizá estamos pidiendo demasiado. Podemos llegar a pensar que no deberíamos querer nada. O tal vez no logramos decidir exactamente qué deseamos, e incluso cuando lo hacemos, podemos pensar que es una locura o que es imposible. Puede ser que nos sintamos tan heridos y confundidos que nos convenzamos de que no queremos nada.

Si te ves reflejado en esto, toma un minuto y cierra los ojos. Solo por un momento, date la libertad de desear. Anhela cualquier cosa que desees para ti mismo y para tu vida: la conversación que te da miedo tener, el empleo para el que piensas que jamás serás suficientemente bueno, las amistades y risas que extrañas de algún momento de tu vida o incluso una buena barra de chocolate.

Solo desea.

Esto es la vida que se mueve en ti. La vida desea, llama, anhela, ansía. Primero debemos aceptar que eso es verdad. Solo entonces nuestro corazón podrá murmurarnos qué es lo que más quiere.

Recuerdo esa joven versión de mí, la que no podía leer y a la que acosaban en el patio de juegos. A pequeña escala, yo quería cosas específicas. Yo quería una nueva maestra, un nuevo par de ojos que pudieran leer y un amigo en la escuela en quien pudiera confiar. Pero también quería algo aún mayor: ser capaz de servir. Quería saber que mis problemas en la escuela no me iban a detener toda mi vida. Quería saber que aunque las cosas eran muy difíciles, de alguna manera mejorarían.

Como expliqué en el capítulo 1, todos los días caminaba de la escuela a nuestra cabaña en la montaña. El camino era empinado, como de un kilómetro y medio. Al final podía ver a Ayah sentada en el porche, esperándome. Tenía tantas ganas de estar entre sus brazos. Quería acurrucarme en su chal, llorar por el rechazo y la soledad, que me entendieran, me amaran y me consolaran.

Ahí, desde la colina, Ayah me observaba. No avanzaba hacia mí, pero me miraba. Me llamaba con la mirada. Ahora que soy madre, abuela, bisabuela y tatarabuela, sospecho cómo se sentía: triste por mí y con un profundo conocimiento de que las cosas acabarían por estar bien. Sabía que lo superaría aunque yo no lo supiera. Y cada día cuando yo llegaba a la cima de la colina ella me estrechaba entre sus brazos, me envolvía con su chal y me mecía.

Aunque yo estaba muy confundida, tenía suficiente energía como para desear su amor. Ese deseo me ayudaba a subir la colina y llegar hasta sus brazos, me ayudaba a seguir.

Si en este momento no tienes nada más, tu deseo también puede ayudarte a atravesarlo.

Una vez que te hayas puesto en contacto con tu deseo, tómate un momento para conectarte con la vitalidad que tienes, aunque creas que no tienes suficiente. Cierra los ojos de nuevo o mantenlos abiertos y respira. Sé honesto: ¿qué te impide seguir? Encuentra algo pequeño que te brinde alegría y siéntete agradecido por ello. Esto te dará el valor que necesitas para continuar.

Luego, formula la pregunta más valiente de todas:

¿Qué relación tienes actualmente con tu vitalidad?
¿Necesitas más?
¿Adónde podrías ir o qué podrías hacer para obtenerla?
Quizá algo en tu interior te llama para que intentes algo nuevo. Tal vez quieras encontrar un trabajo remunerado que te dé más vitalidad u obtenerla del trabajo que ya estás haciendo. Podría ser que tu vitalidad provenga de tu hogar. Quizá lo que te la daba antes ya no funciona o necesitas algo más. Te prometo que, quienquiera que seas y dondequiera que estés, la vitalidad te espera si estás dispuesto a buscarla.

Si has perdido el contacto con tu vitalidad o nunca le has dado la importancia suficiente, puedes empezar por hacer algo, cualquier cosa, que te haga sentir bien. Comienza por cosas pequeñas. Piensa en lo que alguna vez identificaste, lo que te hace seguir, y confía en eso. O considera un proyecto satisfactorio que puedas realizar en poco tiempo. Haz algo con tus manos, levántate y limpia detrás del sofá o cambia una planta de maceta. Recuerda lo que se siente cuando tu amor actúa en aras de sí mismo.

También puedes hacer algo por otra persona, como pintar una piedra, hornear galletas o canta una canción favorita de alguien que amas. Ni siquiera necesitas tener a alguien en mente; confía en que si empiezas a actuar, llegará quien lo necesite. En cualquier caso, podemos enviar buenas energías a otros, pensar en su felicidad y desear su bienestar. Estas pequeñas cosas pueden parecer insignificantes, pero tienen un efecto extraordinario.

La vitalidad está en el corazón de mi primer secreto porque ahí es donde todos comenzamos. También es donde acabamos con una vida que nos da cada vez más vitalidad; el resto de mis secretos te mostrará cómo. Por ahora, cuando apenas comenzamos, vitalidad es todo lo que necesitas.

Lo más importante es que te des cuenta de que buscar tu vitalidad es casi tan importante como encontrarla. La búsqueda en sí misma es la vida que busca la vida. Incluso si no tienes mucha, anhelar más significa que en parte recuerdas lo que es posible; sugiere que eres más que solo un corazón que palpita, eres un alma viviente.

Práctica

ENCONTRAR TU VITALIDAD

1. Primero, toma un momento para poner con cuidado una mano en tu corazón. Solo déjala ahí y permite que tu pecho sienta la calidez de tu mano, que tu mano sienta el sutil movimiento del latido de tu corazón. Esta es la parte más profunda de tu ser. Aquí vive tu alma. Siempre que pierdas la alineación con la vida, lleva la mano a tu corazón. Este simple movimiento tiene un poder inmenso.

2. Ahora pregúntale a tu corazón: «¿Qué amo?». No respondas una sola vez, repite la pregunta tres, cuatro o diez veces. Pon atención a la manera en la que tu respuesta evoluciona conforme formulas la pregunta una y otra vez.

3. Con la mano aún en tu corazón recuerda una época en la que sentiste un propósito. Podría ser cuando lograste algo en tu profesión, cuando te sentiste vinculado con tu hijo o cuando trabajaste como voluntario. También puede ser algo pequeño como cuidar una planta, hacer reír a un niño o terminar un proyecto. No te preocupes si hace ya mucho tiempo que te sentiste así; la experiencia no tiene que ser reciente. La cuestión es que recuerdes cómo encajas en el todo.

4. Ahora recuerda tu infancia. Considera tus primeros recuerdos alegres y satisfactorios. ¿Qué estás haciendo? ¿Con quién estás? ¿Qué alegra tu corazón? ¿Qué te hace marearte de emoción? Quizá solo obtengas un fragmento o una imagen. Tu inconsciente conoce las respuestas, pero puede hablarte en símbolos o señales, en una visión o un sueño. No tienes que pedir una respuesta ni tratar de analizarla con tu control consciente. Invita a tu inconsciente para que te avise cuando esté listo. Él sabe.

5. Conforme explores estos recuerdos, siente el significado que va en ellos. ¿Qué fue lo que realmente amaste de ese acto? ¿Por qué te sentiste tan bien? Por ejemplo, quizá te gustó ayudar a alguien o disfrutaste al expresar algo. Tal vez te sorprendió tu propio talento o pudiste mejorar cosas de manera importante.

6. Ahora considera tu vida actual. ¿Hay algo, por pequeño que sea, que pueda hacerte sentir igual? Imagínate avanzando hacia eso, explóralo. Puedes dar pasos graduales hasta encontrar tu vitalidad.

7. Cuando termines con la contemplación, toma un pedazo de papel y escribe o dibuja una imagen que represente algún aspecto de tu vitalidad. Ponlo en algún lugar en el que puedas verlo con frecuencia, como el espejo del baño o el refrigerador, o llévalo contigo en la cartera o la bolsa. Este es tu talismán, tu brújula. Te ayudará a guiarte hacia tu vitalidad. Cuando sepas lo que tu corazón desea, tendrás ganas de llevarlo a cabo.

SECRETO 2

TODA LA VIDA NECESITA MOVERSE

Capítulo 6

SENTIRSE ATORADO

¿ALGUNA VEZ TE HAS SENTIDO PARALIZADO, como si no pudieras avanzar en la vida? Quizá es como si no pudieras olvidar un trauma o un desamor, o acceder a la pasión o entusiasmo que antes eran tan fáciles. Tal vez estás tan poco motivado en el trabajo que pasas tiempo fantaseando en «escapar» a algún lugar que no puedes nombrar.

Cualquiera que sea la razón, no tienes idea de qué hacer, qué cambio llevar a cabo, a qué especialista acudir; o tal vez ni siquiera cómo salir de la cama.

En la vida es natural que todos, en algún momento, nos sintamos atorados. Nuestra vitalidad debe fluir. Entonces, ¿qué hacemos cuando, sin importar cuánto nos esforcemos para obtenerla, solo parecemos estancarnos más?

¿Qué podemos hacer al respecto? ¿Cómo podemos responder cuando parece que el mundo se nos va de las manos y no podemos hacer nada más que observar, inmóviles? Voltear hacia la vida requiere que aceptemos lo que la vida nos ofrece; pero ¿qué pasa cuando nos sentimos tan exhaustos o heridos, que nos paralizamos y somos incapaces de abrirnos a lo que viene después?

Para responder a esas preguntas, empecemos por explorar qué significa sentirse «atorado» a nivel físico.

Una vez atendí a una joven de 18 años, inteligente y consciente de sí misma, que padecía de obstrucciones intestinales graves desde hacía varios meses. Theresa había consultado a otros médicos y había hecho todo lo posible a escala física, pero el bloqueo persistía. Llegó a mi consultorio desolada y claramente incómoda.

—No quiero vivir así el resto de mi vida —dijo.

Empezamos por hablar de su dieta, que no era maravillosa pero tampoco terrible. La había modificado de manera significativa para tratar su estreñimiento, pero no había funcionado mucho. Después hablamos de la cantidad de agua que tomaba y la frecuencia con la que hacía ejercicio. Como nada parecía estar mal, pasamos a preguntas más holísticas sobre su vida en general: sus emociones, apoyo social, qué le brindaba alegría y el significado a su vida. Conforme hablaba, advertí que parecía cada vez más cerrada a mis preguntas. Hacía pausas y me miraba después de que yo formulara cada una, apretando los labios ligeramente como si tratara de entender mi ángulo antes de dar una respuesta a regañadientes.

—¿Qué hay de tus sueños? —pregunté—. Cuando estás dormida, ¿tu ser trata de decirte algo?

—¿Mis sueños? ¿Qué tienen que ver mis sueños con esto? —dijo Theresa recargándose en el respaldo de la silla con los brazos cruzados, sujetando ligeramente sus brazos en frustración.

La forma en que me miró me dejó claro que no apreciaba que me desviara del tema que estábamos tratando.

El problema era que, desde mi perspectiva, esas preguntas tenían mucho que ver con el tema. La dieta, el ejercicio y la hidratación son un excelente inicio cuando se trata de problemas que afectan la digestión. El agua es importante porque ayuda a desintegrar la comida que ingerimos y permite que el cuerpo absorba los nutrientes y después ayuda a desechar los residuos. Nuestra dieta es crucial porque entre más alimentos integrales comemos, más fibras ingerimos, y eso ayuda a estimular los intestinos para mover la comida y los nutrientes en nuestro cuerpo. El ejercicio es importante porque aumenta el flujo sanguíneo en los músculos y en los intestinos para ayudarlos a hacer su trabajo. ¿Ves el patrón? Nuestro cuerpo funciona porque estamos hechos para movernos.

Sin embargo, desde un punto de vista holístico el problema de Theresa apuntaba a algo mucho mayor. Nuestra digestión es un símbolo de cómo acogemos el mundo y cómo dejamos que se mueva a través de nosotros. Nuestros pensamientos y emociones también pueden afectar la digestión, puesto que crean y liberan tensión alrededor de los órganos y eso tiene un impacto en su funcionamiento. Aunque Theresa no tenía muchas ganas de hablar de los demás aspectos de su vida, yo intenté obtener algunos detalles para saber qué estaba pasando con ella.

Al final admitió que se sentía triste. Cuando le pregunté por qué, con renuencia me explicó que había perdido a alguien cercano... y a alguien más... y a alguien más. Al final, dijo que había perdido a cinco amigos y familiares cercanos el año anterior. Miraba al techo mientras lo decía y luego al piso; evitaba mirarme directamente a los ojos.

—¿Has hecho el duelo? —pregunté.

Me miró extrañada.

—Por supuesto. Estoy triste.

Algo en su respuesta me pareció demasiado simplista, como si considerara el dolor como una reacción, no una experiencia; como algo que sucede, no algo que hacemos. En su respuesta parecía que había algo atorado, igual que en sus intestinos. Conforme hablábamos de su dolor ella se puso cada vez más nerviosa. Vi que su cuerpo respondía a su estado emocional. El efecto era innegable: la tensión se apoderó de ella en su rostro, su postura, sus dedos, su voz. Para ese momento ya había descruzado los brazos, pero tenía las manos entrelazadas sobre su regazo.

En ese momento supe que había encontrado una abertura. Para entender cómo digería los alimentos, primero teníamos que ver cómo digería su experiencia de la pérdida.

La medicina occidental no acostumbra relacionar nuestros problemas físicos con nuestro estado mental o emocional. Estamos entrenados para considerar a los órganos de manera aislada o enfocarnos en problemas mecánicos como la dieta y la postura, en lugar de preguntar a los pacientes: «¿Qué crees que estás reteniendo en el estómago?» o «¿Qué otra cosa en tu vida no está funcionando?».

Sin embargo, las personas saben en qué están atoradas en la vida y pueden identificarlo si se les pregunta.

Los intestinos de Theresa estaban atorados. Pero existen muchas maneras en las que nuestro cuerpo se ralentiza o quizá incluso se detiene por completo. Consideremos a una atleta que atraviesa un período de su vida en el que es incapaz de moverse por una lesión. En ocasiones, los ciclos menstruales de las mujeres se vuelven irregulares o desaparecen por completo durante los años fértiles.

También, fácilmente podemos atorarnos a nivel psicológico, a menudo debido a un trauma. Es como si nuestro cerebro estuviera en un círculo, y a veces en realidad lo está: hemos encontrado un camino neuronal muy trillado y hemos profundizado en él.

Al parecer tenemos una profunda comprensión inconsciente de que la vida debe moverse. Por esta razón es muy evidente cuando las cosas han dejado de moverse, incluso si aún no sabemos qué hacer. En consecuencia, este es mi segundo secreto: *Toda la vida necesita moverse.* **La vida misma está siempre en movimiento, así que alinearnos con nuestra fuerza vital significa que siempre debemos buscar el flujo en nosotros.**

Aunque nuestro cuerpo realiza procesos de movimiento autónomo, es importante que nos movamos también de manera consciente. Una investigación de los telómeros, los extremos de nuestros cromosomas, encontró que incluso diez minutos diarios de caminata rápida se asocian con una mayor esperanza de vida.[5] Cualquier doctor nos dirá que el ejercicio es esencial para aliviar el estrés y la depresión porque manda señales al cerebro para liberar hormonas que nos hacen sentir bien; y tiene profundos beneficios para la salud física tanto a corto como largo plazo. Esto está respaldado por estudios en todo el mundo que indican que algunas de las esperanzas de vida más largas se encuentran en culturas en las que el estilo de vida de la gente los obliga a caminar todos los días.[6] El ejercicio no solo ayuda al cuerpo, sino también a la mente. Tiene efectos positivos notables en el estado de ánimo[7] y en la cognición.[8] Es esencial que integremos el movimiento en nuestra vida.

Aquí hay muchos factores en juego, pero en gran medida, mucho de lo que la ciencia sugiere es lógico. El reposo promueve la tensión y cuando retenemos la tensión en el cuerpo limitamos nuestro sistema circulatorio, digestivo y nervioso, lo que dificulta que nuestro cuerpo obtenga nutrientes.

Además, cuando no liberamos las emociones, y la energía se estanca, comprometemos nuestro sistema linfático, los órganos y tejidos que combaten infecciones y se deshacen de las toxinas en el cuerpo. Por eso es tan importante hacer trabajar al cuerpo. Yo misma le doy prioridad a recibir masajes casi cada semana en esta etapa de mi vida. Si bien el corazón mueve la sangre por el cuerpo, la linfa no cuenta con un órgano que la mueva; se mueve cuando nos movemos y se detiene cuando dejamos de hacerlo.

La falta de movimiento también afecta el sistema endócrino, la red de glándulas que produce y mueve las hormonas a tejidos y órganos específicos del cuerpo. Por ejemplo, cuando las glándulas suprarrenales se bloquean, nos quedamos atorados en el miedo, la ira, el juicio y la decepción. Nos cuesta trabajo sonreír, reír y amar, lo que nos permitiría terminar con ese bloqueo.

Considero que la ira es un problema que se debe en gran medida a las suprarrenales. La ira justificada es una reacción rápida y limitada a un estímulo, y demuestra que las suprarrenales funcionan. Pero cuando las suprarrenales funcionan de forma hiperactiva y crónica, a menudo se relaciona con un tipo de ira que se siente atorada y no se mueve, como el resentimiento. Esto puede provocar una variedad de problemas de salud que debilitan el cuerpo más rápido. El perdón permite que la vida se vuelva a mover, en tanto que el rencor la mantiene atorada. Partiendo de esta metáfora, el movimiento es mucho más que solo bombear sangre y estimular la linfa; es un principio ético que podemos integrar en cada aspecto de nuestra vida.

Como la mayoría de mis secretos para la salud y la felicidad, lo anterior está respaldado por conocimiento antiguo. La verdad es que, sin importar qué tan atorados estemos, la vida misma está siempre en movimiento. El concepto *anicca*, como a menudo se translitera en los textos budistas, o *anitya*, que es el término más común en los textos hindúes, es antiguo. Este concepto se enfoca en la impermanencia: que la vida está siempre cambiando y el sufrimiento llega cuando tratamos de detener su flujo.

A veces esto significa dejar que la vida se mueva a través de nosotros y a nuestro alrededor sin detenerla; otras significa que en verdad nos levantemos y nos movamos nosotros mismos. Esto se aplica a escala física, emocional y espiritual. Entender el poder del movimiento puede hacernos superar casi cualquier cosa. Es una verdad sagrada que nos ayuda en nuestros peores momentos.

Y empieza con darnos cuenta de que estar atorado es, en sí mismo, una ilusión.

Capítulo 7

LA VIDA SIEMPRE ESTÁ EN MOVIMIENTO

Consideremos este segundo secreto con más profundidad. Toda la vida necesita moverse, y eso significa que todo lo vivo *está* en movimiento.

En efecto, se está moviendo aunque sea difícil percibirlo. Esto lo comparo con el desierto de Arizona. Amo ese paisaje. En los más de sesenta años que he vivido aquí, más tiempo del que la mayoría de ustedes, lectores, llevan vivos, he visto miles y miles de atardeceres sonorenses, rosas y naranjas, que se arremolinan detrás de los saguaros; he observado familias de codornices que se apresuran a resguardarse entre la maleza; he visto florear los cactus y los ocotillos. Sin embargo, muchas personas que vienen aquí por primera vez —y muchas más que jamás vendrán en toda su vida— piensan que es un lugar inmóvil, estancado y muerto. ¡Dios, cuánto se equivocan!

Si alguien piensa que el desierto está muerto nunca lo ha visto después de la lluvia.

Cuando llega la temporada de monzones, unas nubes negras empiezan a cruzar el cielo todas las tardes, como un mecanismo de relojería. Conforme pasan, los cielos se abren y vierten vida desde lo alto. La lluvia dura veinte o treinta minutos a lo mucho, y termina tan rápido como empieza. En ese momento todo el ecosistema se pone en marcha. Estuvo ahí todo el tiempo, vivo, esperando paciente ese instante. Los cactus se hinchan, los pájaros se llaman entre ellos, las lagartijas corren felices y los ratones y otros pequeños mamíferos salen corriendo en busca de charcos donde beber. Toda esa vida está ahí, solo que no siempre la percibimos.

Nuestra fuerza vital es igual: siempre está ahí, siempre viva, siempre en movimiento. Solo espera a que nosotros la percibamos.

¿Cómo puedo estar segura de esto? Porque sé de cierto que cuando la energía deja de moverse, morimos. Eso significa que, sin importar qué tan atorados nos sintamos, siempre que estemos vivos, algo dentro de nosotros se estará moviendo. Incluso cuando nos quedamos quietos, cada uno es su propio universo en movimiento. Algo siempre está cambiando, incluso si no fluye muy bien. Siempre y cuando estemos vivos, nuestros corazones laten. Nuestros pulmones toman aire y lo expulsan. Nuestro sistema digestivo funciona continuamente, aunque lo haga con una lentitud dolorosa. En nuestra naturaleza está movernos, procesar y liberar. El movimiento sucede a través de nosotros, al interior, a nuestro alrededor.

Este simple principio funciona a muchas escalas. Como seres emocionales y espirituales, no podemos prosperar cuando nos concentramos en lo que está atorado, ya sea un pensamiento, un sentimiento, nuestra identidad, un diagnóstico, punto de vista o incluso una persona. Eso se debe a que la obstrucción no tiene vida.

Cuando nos conectamos con la idea de movimiento, empleamos algo que nuestro cuerpo hace de manera natural. Nuestros órganos, tejidos y fluidos no son los únicos diseñados para moverse, nuestra energía también. Esto es cierto no solo a una escala visible —en sudor, digestión y otros procesos físicos— sino también a escala invisible.

Los niños entienden esto, por eso siempre se están moviendo. Yo nunca he dejado de moverme, en parte porque no podía y también porque nunca vi nada malo en ello. Tampoco le enseñé nunca a mis hijos que dejaran de sacudirse. Es bueno para nosotros, indica que la vida sucede alrededor y a través de nosotros. Mueve la linfa, lubrica las articulaciones y evita que los músculos se tensen.

Cuando sentimos alegría en nuestro cuerpo, menearnos, caminar y movernos son respuestas naturales. Lo contrario también es cierto: agitarse, caminar y moverse puede ayudar a que nos sintamos más alegres. Una caminata rápida es increíblemente útil para el cerebro, a quien tampoco le gusta que nos quedemos quietos.

Este concepto de flujo de energía se ha estudiado durante milenios en Oriente, a una escala mucho más sutil. La medicina tradicional china se basa en la comprensión del flujo de energía que corre hacia y desde órganos específicos a través de «meridianos», o canales de energía que recorren el cuerpo. Los tratamientos como acupuntura, acupresión y moxibustión se aplican en puntos clave de estos meridianos para desbloquearlos, activarlos y ayudar a que la energía fluya. En la década de los setenta, Bill y yo fuimos de los primeros en la comunidad alópata en adoptar la acupuntura. Aunque la acupuntura es una ciencia antigua que se ha practicado durante miles de años, hasta hace poco era relativamente desconocida en la medicina occidental y los médicos ridiculizaban la práctica china de clavar agujas en la gente, comparándola con las sangrías y otras prácticas anticuadas y obsoletas de la alopatía. No tenían la menor curiosidad de saber por qué los doctores de medicina tradicional hacían lo que hacían, en algunos casos porque no podían imaginarlo; en otros, porque estaban cerrados y llenos de prejuicios. Empecé a entender un poco sobre la acupuntura a partir de la respuesta a una carta que Bill y yo publicamos en nuestro boletín informativo *Patways to Health* (Caminos hacia la salud). Un hombre escribió que se había hecho un tratamiento en el cuello para un síntoma específico y que tuvo beneficios maravillosos en el tobillo, donde tenía otro síntoma por completo distinto. Quería saber cómo había sucedido.

Recordemos que esto fue antes de que existiera Google. No había foros en línea para consultar o ningún otro lugar donde publicar una pregunta como esa. Nuestro pequeño boletín informativo, que imprimíamos cada mes en nuestra clínica y enviábamos por correo a los suscriptores en todo el mundo, era la mejor fuente de información para muchas personas sobre la salud natural e integral. Bill y yo estábamos aprendiendo junto con todos los demás y no teníamos idea de por qué tratar el cuello del hombre hubiera afectado el tobillo. Imprimimos la carta textualmente y preguntamos si alguien podía explicarlo. De inmediato, un doctor escribió desde Italia para decir que ambos puntos estaban en el mismo meridiano.

En esa época no había oído hablar de los meridianos, así que empecé a indagar a la vieja usanza: leyendo y preguntando. Entre más aprendía, más sentido tenía. Pero necesitaba más información que pudiera obtener a escala local o por cartas, así que decidí conseguir datos. En 1973 Bill y yo fuimos anfitriones del primer simposio de acupuntura en Estados Unidos. Lo llevamos a cabo en la Universidad de Stanford, en California, e invitamos a líderes de opinión en el campo de la acupuntura de todo el mundo. El presidente Richard Nixon acababa de ir a China y presenció una apendicectomía durante la cual el dolor se había controlado con pura acupuntura, sin anestesia. El médico del presidente Nixon, Paul Dudley White, asistió a nuestro simposio, así como otros 280 médicos. Bill y yo estábamos entre los primeros médicos que promovieron el estudio de la acupuntura en la comunidad médica occidental al organizar conferencias e invitar a oradores de China y el resto del mundo. Poco después de eso, empecé a usarla en mis tratamientos y me asombró la rapidez de los resultados.

Cuando apenas empezaba mi recorrido por la acupuntura atendí el parto de una adolescente que estaba aterrada por dar a luz. Estaba sola, no tenía pareja que la apoyara y era muy joven. Lloraba con cada contracción aunque sabía que así solo intensificaba el dolor, y tenía miedo de lo que estaba por venir. Me sentía muy mal por ella. También me preocupaba que el niño naciera en un entorno de profundo sufrimiento emocional. Siempre he estado a favor de los nacimientos amorosos y aunque no culpaba a la madre de su miedo y su dolor, sabía que tanto ella como el bebé merecían una experiencia más positiva.

Le pregunté a mi paciente si me permitía tratarla con acupuntura. Ella estuvo de acuerdo, aunque se mostró escéptica. Le puse las agujas en una serie de puntos que, como había aprendido, eran benéficos en el parto, y me senté a su lado. Poco a poco, sus lágrimas empezaron a secarse y su respiración se hizo más profunda y relajada. Unos minutos después me sorprendió ver ¡que se había quedado dormida! Pasó muchas horas así, despertando para cada contracción y durmiendo entre ellas. Al tener acceso a sus meridianos fue capaz de tomar del flujo de la vida. Eso la tranquilizó y la relajó. Su energía empezó a moverse y pudo concentrarse en algo más que su dolor y su miedo.

La vida siempre está en movimiento; solo hay que advertirlo. Se mueve a través de nuestros meridianos, por el latido del corazón. Comprender esto es cuestión de ampliar nuestro centro de atención.

Piensa que la vida fluye como un río en el bosque. Un árbol cae a lo ancho del río y crea un pequeño dique; algunas ramas llegan, se juntan y lo hacen un poco más alto. Río abajo, el flujo del agua puede hacerse significativamente más lento, pero no se detiene por completo. Aunque así fuera, el agua sigue fluyendo arriba de la presa y el movimiento puede verse en la línea de flotación que se eleva. En algún momento el nivel de agua llega a la parte superior de la presa y se forma un chorrito de agua en alguno de los lados, que pasa sobre el dique y continúa río abajo. Si solo vemos la presa y la alberca de agua detrás de ella, podemos pensar que el agua se ha detenido; pero siempre se está moviendo.

La vida anhela la vida. Siempre. Eso significa que cuando nos sentimos más atorados, ya sea a escala física, emocional, situacional o de cualquier otra forma, solo necesitamos buscar dónde se siguen moviendo las cosas. Cuando nos concentramos y ponemos ahí nuestra energía, se forma un chorrito alrededor de nuestra presa. Alinearnos con este chorrito nos ayudará a alinearnos una vez más con la vida.

Cuando lo hagamos, podremos levantarnos y empezar a movernos de nuevo. Una vez que eso suceda, todo lo que tenemos que hacer es continuar.

Actualmente existen muchos rastreadores digitales que nos indican cuántos pasos hemos dado y podemos establecer objetivos. Yo no soy la excepción; durante los largos meses de cuarentena por la COVID-19 me puse como reto seguir haciendo mis 3 700 pasos al día, y muchas veces lo logré caminando alrededor de la mesa de la cocina. Seguí con esa rutina desde que el mundo volvió a abrirse ¡y últimamente incluso aumenté mi objetivo diario a 3 800 pasos! Por suerte, mi casa está llena de tesoros de mis viajes por el mundo. Los miro mientras camino y recuerdo los lugares en los que he estado y a la gente que he conocido. Los estantes en las paredes tienen piedras que he recogido en senderos montañosos y conchas de mar de playas distantes. En la pared veo fotografías de los miembros de mi familia: mis padres en la década de los treinta, yo en los cuarenta, mis dos hijos más jóvenes posando para una tarjeta de Navidad en los sesenta, mi hija Analea posando para el anuario de la preparatoria en los setenta, cuarenta años antes de su muerte. Veo cristales y carrillones de viento, chucherías que me han regalado pacientes y amigos en el curso de varias décadas, y premios con los que me han honrado por mi larga y significativa carrera. Quizá esté en casa, pero no me siento atorada.

Esto parece muy simple, pero puede ser un reto, en particular cuando nuestro cuerpo se acostumbra a no moverse y estamos físicamente débiles o lesionados, o emocionalmente deprimidos.

Capítulo 8

MOVERSE A TRAVÉS DEL DOLOR

En los años del *baby boom* no teníamos un término para describir la experiencia común de las jóvenes madres cuyo cuerpo, química cerebral y sentido de la identidad se veían afectados por el inicio de la maternidad, una condición que hoy llamamos depresión posparto. Con o sin nombre, en el pequeño pueblo a orillas del río Ohio donde Bill y yo empezábamos nuestra familia, la situación era muy común.

No había muchas oportunidades en ese pueblo. La mayoría de las personas tenían ingresos bajos y muy pocas tenían acceso a la educación superior. Sobre todo, se trataba de otra época y las oportunidades de una mujer eran limitadas más allá de las condiciones socioeconómicas de la región. Muchas de esas jóvenes habían hecho todo lo que se esperaba de ellas. Era común que se casaran con su novio de la escuela, que se embarazaran de inmediato y que con frecuencia tuvieran muchos hijos uno tras otro. Eso fue antes de la legalización de «la píldora», como se le llamaba en ese entonces al anticonceptivo; pero en todo caso se esperaba que las mujeres casadas quisieran embarazarse y quedarse en casa. No sé si era el caso de María, no creo que ella misma lo supiera.

Vino a consulta por dolores de cabeza que la mantenían sentada en el sofá casi todo el día. Llevaba dos bebés con ella:

uno sobre la cadera, con sus rizos oscuros rebotando al ritmo de su madre y sus ojos brillantes mirando por la ventana; la otra gateaba en el piso, ensuciándose las rodillas conforme exploraba los rincones de tal manera, que me hizo sentir orgullosa de la niña sucia que fui alguna vez. Como hacía con todos mis pacientes, empecé por preguntarle a María sobre su vida.

Me dijo que le encantaban las revistas de moda y que pasaba la mayor parte de sus días leyéndolas y soñando con otra vida. Aunque la hermana, las primas y las amigas de la escuela de María estaban todas en situaciones similares, y no vivían muy lejos, rara vez las veía y con el tiempo incluso habían dejado de hablarse.

—Siento que *no puedo* levantarme —explicó—. Es como si algo me presionara hacia abajo, y luego empiezan esos horribles dolores de cabeza como a las dos o tres de la tarde, todos los días. Pero en ese momento me tengo que levantar para limpiar y cocinar antes de que mi marido llegue a casa.

En ese momento su hija, que estaba acostada bocarriba debajo del escritorio, se sentó y se golpeó la cabeza. Estalló en lágrimas y en cuestión de segundos su hermano menor también empezó a llorar.

Alcancé a la niña mientras María mecía y tranquilizaba a su hijo, pero durante varios minutos el consultorio estuvo lleno con el llanto de los niños. Con cuatro pequeños en casa, conocía bien la situación y no me molestaba. Pero al ver a María supe que ella ya no podía más. Tenía los ojos desorbitados y la mueca de una sonrisa forzada.

—Ya, ya, todo está bien —murmuraba sin estar convencida ni dejar de moverse, con la desesperación específica de las madres jóvenes.

Finalmente los niños dejaron de llorar y fue cuando María empezó a hacerlo. Me miró con los mismos hermosos ojos oscuros que los de su hijo, empapados en lágrimas.

—Oh, doctora Gladys, ¿cree que soy una madre horrible?

Yo no pensaba que María fuera una madre horrible, sino que estaba deprimida.

—¿Qué hacen los niños mientras tú estás en el sofá? —pregunté.

—Ya sabe, son niños: señalan las imágenes en un libro, juegan con el oso de peluche, presionan los botones de sus juguetes hasta que aparece algo.

—¿Y tú te mueves?

—No.

—¿Estás segura?

Le di el ejemplo del dique y el chorrito de agua. Le conté sobre el desierto después de la lluvia. Luego le dije que ella también se estaba moviendo, de una u otra manera, solo tenía que advertirlo.

—Quisiera decirte que te estás moviendo y que solo necesitas aferrarte a ese movimiento y continuar con él. Al menos, respira y pasa las páginas de tu revista. Aprovecha ese movimiento y síguelo.

María estaba confundida.

—¿Qué quiere decir, que pase las páginas más rápido?

—No, que cuando pases la página dejes que todo tu brazo se mueva. Deja que ese pequeño movimiento de pasar la página se convierta en un movimiento más grande en el que uses el brazo y el hombro. Usa ese impulso. Levántate, camina por la casa, mira hacia afuera. Quizá veas una mariposa por la ventana y camines hacia ella, o algunas flores silvestres que salgas a recoger al jardín. No te quedes ahí paralizada. En algún momento tu mente empezará a seguir a tu cuerpo. Verás algo hermoso o inspirador y te alinearás otra vez con la luz.

María entrecerró los ojos sin dejar de mecer al bebé. No estaba convencida.

—¿Ves cómo meces a tu bebé ahora? —pregunté y ella asintió—. Mécete tú, María. Lo necesitas tanto como él. Aunque no puedas levantarte de ese sofá, ve si puedes sentarte ahí y sacudirte durante un minuto entero sin detenerte. Empieza por ahí.

En mi regazo, la niñita se había quitado el zapato y el calcetín para examinar sus dedos. Tomé entre mis dedos su dedo gordo y le dije:

—Este dedito compró un huevito...

Lanzó un gritito, feliz, porque sabía qué seguía después. Con cuidado apreté el segundo dedo y así seguí hasta el dedo meñique.

—Este dedito lo cocinó, este dedito lo revolvió, este dedito le puso sal, ¡y este dedito pícaro se lo comió!

Se echó hacia atrás como si le estuviera haciendo cosquillas y ambas reímos.

Cuando miré a María estaba sonriendo, aunque en su mirada todavía había confusión.

—No es fácil ser madre —dije en voz baja. Ella asintió y sus ojos se volvieron a llenar de lágrimas—. Pero tú necesitas estos jueguitos tontos tanto como ellos. Necesitas reír con ellos, buscarlos, moverte con ellos, no para volverte una buena madre sino para permitirte sobrevivir. Tienes que lanzar esas risitas y seguir moviéndote. De lo contrario, solo serán pañales sucios para siempre.

María se inclinó hacia mí y yo acerqué mi silla. Luego la abracé, los dos niños quedaron atrapados en nuestro abrazo y ella liberó un mar de lágrimas.

Sabía que su situación era desesperada, así que me sorprendió tanto como a cualquiera que mi solución la sacara del aprieto. María empezó a moverse y a acceder a la fuerza vital de nuevo. Cuando la vi varios meses después, se reunía con frecuencia con una de sus primas para caminar en el parque de juegos. Mecían a sus bebés en los columpios, a veces hasta ellas se subían, y se quejaban de los desafíos de la maternidad. Con el tiempo, María empezó a dibujar sus propios diseños de moda y a expresarse de manera creativa en la mesa de su cocina. Encontró la forma de hacer que la maternidad funcionara para ella.

Hoy podría ofrecerle más recursos a alguien como María. Quizá un paciente similar obtendría apoyo de salud mental de parte de un terapeuta certificado o le recetarían medicinas psiquiátricas para sacarla del agujero. Si sus dolores de cabeza se diagnosticaran como migrañas o cefalea en racimos, la medicina también podría ser útil. Podría ir a un gimnasio para estimular sus endorfinas en lugar de solo agitarse y caminar por el vecindario. Pero incluso ahora, cuando tenemos más recursos disponibles, lo más común es que tengamos que movernos para tener acceso a ellos: debemos despertar nuestra fuerza vital para pedir ayuda. Y lo creas o no, pasear por la casa o jugar a «Este dedito...» con un bebé es mejor que quedarte paralizada en el sofá.

La depresión es artera. Es invasiva y astuta, como un virus. Se filtra sin ser detectada hasta que de pronto está ahí, omnipresente, y no sabemos qué hacer con ella. Cuando esto sucede tenemos que encontrar formas sencillas para conectar de nuevo con nuestra vida.

Puede ser difícil empezar a moverse cuando estamos deprimidos. También puede ser difícil cuando tenemos un gran dolor. Pero el dolor emocional de la depresión es muy similar al dolor físico y, a menudo, por mucho que duela, el movimiento es parte de lo que soluciona el dolor.

Otra paciente mía, Suzy, tenía artritis reumatoide y vivía con dolor todos los días. Tenía muchas ganas de embarazarse, pero a mí me preocupaba que sufriera aún más, sobre todo durante el parto. Sus articulaciones estaban hinchadas por la artritis. El embarazo ejerce presión en las articulaciones y libera hormonas que hacen que se expandan más de lo que normalmente harían; y el parto mismo aumenta tanto las hormonas como la presión. Yo sabía que el parto implica uno de los mayores dolores que experimenta la mayoría de las mujeres; lo que sería aún peor para alguien con artritis reumatoide.

Ella quería vivirlo sin intervención, sin medicamentos, pero a mí me preocupaba cómo podría lograrlo.

Tuve la suerte de atender a Suzy durante el parto. Como cualquier mujer en esa situación, tenía dolor y yo sabía que el suyo era mayor que el de las demás. Pero en ese maravilloso portal entre los mundos, en el conocimiento universal profundo con el que las mujeres con tanta frecuencia se ven bendecidas mientras están dando a luz, parecía saber precisamente qué hacer. Algo primigenio ocurrió frente a mis ojos. Esa maravillosa mujer que estaba acostumbrada al desafío de vivir con dolor crónico, de alguna manera permitió que el dolor la moviera. Abandonó la lucha y se dejó llevar por completo por el dolor.

A cada contracción que la desgarraba con violencia, rendía todo su cuerpo a ella. Observé cómo sus movimientos tomaban un ritmo lento hasta convertirse en una danza. Giraba lentamente por la habitación, descalza, meneando las caderas como una antigua diosa, como una «mujer que sabe». Nunca olvidaré a esa mujer increíble bailar en su parto, darle la bienvenida al mundo a su hija moviéndose con el dolor. Por supuesto que el dolor era muy real, pero ella no se aferró a él. Permitió que fuera pasajero. De esa manera se abrió a una gran alegría. El dolor temporal se transformó en dicha trascendental cuando recibió a su hija en un parto saludable y amoroso.

Di un paso atrás, absolutamente asombrada. Aunque había presenciado cientos, si no miles de nacimientos en mi vida, este milagro no dejaba de asombrarme.

Suzy estaba recurriendo a algo mucho mayor que ella misma: una sabiduría que se remonta a generaciones.

Estudios científicos han demostrado que el movimiento ayuda a muchos tipos de dolor crónico.[9] El movimiento mantiene las articulaciones lubricadas y saludables; evita que los músculos se deterioren y ayuda a que puedan soportar nuestros ligamentos y huesos; mantiene la sangre en circulación y nos proporciona algo en qué concentrarnos además del dolor mismo.

Entonces, ¿cómo deberíamos movernos cuando tenemos dolor? Por contraintuitivo que pueda parecer, la respuesta es muy simple: debemos movernos como podamos. Por supuesto que hay excepciones, como cuando tenemos una lesión de columna o un hueso roto, pero la mayor parte del tiempo es posible hacer algún movimiento, aunque tengamos que dejar inmóvil la parte que nos duele. Y el movimiento también evita la depresión que hace que nos atoremos más.

El miedo es una de las razones principales por las que dejamos de movernos como respuesta al dolor: no queremos sufrir más. Pero como la vida siempre está en movimiento, el movimiento siempre está ahí. Si sufres dolor, empieza por respirar de forma más profunda. Observa cómo se mueven tu vientre y tu pecho. Permite que tu cuerpo empiece a moverse con la respiración, haciéndose cada vez más grande. Puedes advertir que el dolor disminuye y fluye conforme lo haces, que moverte de una u otra manera lo hace más soportable. Quizá hasta puedas levantarte y moverte más. Continúa y ve qué sucede. ¿Quién sabe? Tal vez hasta empieces a bailar.

Si vives con dolor crónico te darás cuenta de que moverte a través del dolor se acabará convirtiendo en un hábito. Si tu mente tiende a la depresión también puedes aprender a moverte cuando sientas que viene un episodio depresivo.

En ocasiones hay una razón física para nuestro dolor: tal vez nos lesionamos en el pasado o quizá heredamos una química cerebral que nos provoca estados de ánimo inestables. En otras ocasiones son las experiencias pasadas las que nos llevan al estancamiento. Por eso es importante considerar el papel de la culpa, la emoción más paralizante del cuerpo.

Capítulo 9

ATRAPADO EN LA VERGÜENZA

La vergüenza es una de las emociones más difíciles de abandonar. Muchas personas pasan toda la vida atadas a ella. Con frecuencia nos sentimos acosados por viejos remordimientos, situaciones que se repiten una y otra vez, por más que queramos que no sea así. Nada merma tanto nuestra fuerza vital como la vergüenza.

Todos sentimos vergüenza en uno u otro momento. Por razones que para mí no son por completo claras, de manera recurrente resbalo y caigo cuando estoy en un escenario. Es vergonzoso, pero me sucede. Al recordar esos incidentes sigo sintiendo una ligera punzada, pero he aprendido a verlos con humor. Eso me ayuda a restarle importancia a los incidentes vergonzosos.

La primera vez que me caí en público estaba en la escuela primaria. Estaba orgullosa de representar el papel principal en la obra de la escuela titulada *La rana saltó sobre el estanque*. Traía puesto mi disfraz verde, preparada para el momento trascendental: mi salto triunfal sobre una palangana llena de agua. El público observaba, pero algo salió mal a medio camino y terminé escuchando primero, y luego sintiendo, el chapoteo del agua debajo de mí. Ahí estaba, sentada en la palangana, mientras el público moría de risa; la tinta verde se escurría de mi traje de rana. Quedé paralizada por la humillación y lloraba histérica.

Más tarde, cuando mis hermanos contaron la historia durante la cena, mi madre aprovechó el momento para enseñarnos algo. Esperó a que mis hermanos dejaran de reír y dijo:

—Muy bien, chicos, ahora que ya se han divertido, ¿qué podemos hacer como familia para ayudar a Gladee y que la próxima vez que se sienta avergonzada podamos reírnos con ella y no de ella?

Lo dijo con absoluto amor y compasión, por mi vergüenza y también por lo absurdo de la situación. No me hizo sentir mal por haber llorado, pero tampoco avergonzó a mis hermanos por reírse.

Resultó que su pregunta llevaba en sí misma su propia respuesta. Cuando nos liberamos de la culpa de estar en la palangana, nos damos cuenta de lo que todos los demás ya saben: sí es muy chistoso ir a ver una obra titulada *La rana saltó sobre el estanque* y presenciar esa promesa con un salpicón de agua en una palangana. Si dejamos que la vergüenza se mueva, con frecuencia se convierte en otra cosa; y en este caso, en humor.

Esa lección me sirvió varias veces porque fue la primera de muchas ocasiones en las que me caí en el escenario. En la universidad tomé una clase llamada Oratoria 101. Cada estudiante tenía que subir y presentarse frente a los demás. Yo estaba nerviosa porque era muy distinta a las otras chicas, acababa de mudarme a Ohio desde la India. Cuando subí al podio para presentarme, me tropecé con el escalón y caí para atrás, sobre mi trasero. Antes del pum que hice al aterrizar, otros dos sonidos hicieron eco en la habitación: el crac de mi cabeza contra el escritorio y el rip de mi falda que se desgarró sobre mi rodilla, algo que en ese entonces era muy mal visto. Recordé la lección de mi madre cuando caí en el agua en la obra de teatro, me levanté rápidamente y me liberé de la vergüenza. Entonces, mientras el público, asombrado, contenía el aliento, dije:

—Lo primero que debe hacer un orador es llamar la atención del público. Mi nombre es Gladys Taylor y espero que hayan disfrutado el espectáculo.

Todos estallaron en carcajadas —y yo también.

Comprender que la vida necesita moverse funciona exactamente así: reconocemos lo que no funciona y lo dejamos ir para ver qué más hay allá. En este caso, cuando liberé mi humillación por haber cometido un error, encontré el humor subyacente. Ese humor me brindó una alegría que no habría podido obtener si me hubiera atorado en la vergüenza y la humillación. Primero tenía que perdonarme por cometer el error. Así, la energía comenzaría a moverse de nuevo.

Eso era lo que mi madre trataba de enseñarme. Cuando estaba tirada en la palangana de agua llorando, no lloraba porque me hubiera caído —yo era una niña muy activa y me caía todo el tiempo—, lo hacía porque pensaba que *no debía haberme caído* y me sentía avergonzada. Pensemos en María y en Suzy, a quienes conociste en el capítulo anterior. La vergüenza que me paralizó en el escenario era similar al miedo de María de no ser una buena madre y resalta lo que Suzy *evitó hacer* durante el parto: no se quedó ahí preocupada por la artritis y el parto difícil, pensando que algo no estaba bien, pues eso la habría distraído del trabajo que tenía que hacer, que era dar a luz al bebé; sino que empezó a moverse y dejó que la vida y el amor, incluso la risa, fluyeran a través de ella.

Mi madre me enseñó a reír cuando me siento avergonzada porque la risa tiene la asombrosa capacidad de ayudarnos a superar lo que duele. En el cuerpo, la risa tiene un objetivo importante: literalmente le hace cosquillas a las suprarrenales. El diafragma se ubica justo encima de las glándulas suprarrenales donde se alojan nuestra reactividad, miedo, ira, apatía y odio. Cuando reímos, flexionamos y relajamos el diafragma. Esto le da a las suprarrenales una ligera sacudida, a lo que yo llamo hacerles cosquillas. «Oye», les dice, «¿te sientes estresado o molesto? ¿Hay algo que quieras liberar?». En mi experiencia, las suprarrenales a menudo se sienten aliviadas cuando les ofrecemos la oportunidad de relajarse y soltar.

La vergüenza es una de las emociones más paralizantes que afectan a los humanos. En la mesa del comedor mi madre me mostró que, en lugar de cerrarme por la vergüenza, podía encontrar una emoción *en movimiento* y avanzar con ella para salir de la humillación.

Ahora bien, si crees que las emociones como la vergüenza y la humillación desaparecen con la edad, ¡puedo asegurarte que te equivocas! Incluso yo, a mis 102 años, tengo la oportunidad de liberarme de momentos vergonzosos. De hecho, sucedió en mi cumpleaños 99. En esa época todavía manejaba y me detuve en el supermercado para comprar algunas cosas. Cuando volví al coche, llevaba en los brazos la bolsa de compras como una mujer de 99 años la llevaría: lentamente. Supongo que llamaba la atención, porque un caballero ya mayor se acercó para ayudarme.

—¿Necesita ayuda? —preguntó.

—Gracias, estoy bien —respondí.

—En serio, puedo ayudarla. Soy más fuerte de lo que parezco. ¡Tengo 86 años! —dijo orgulloso.

Hubo algo que me molestó, no sé por qué, pero así fue.

—Ah, bueno, ¡pues yo tengo 99! —espeté a pesar de mí.

Lo miré directamente a los ojos, como desafiándolo, mientras reaccionaba de esta manera.

Mi respuesta lo sorprendió. Dijo algo más en tono amistoso y se marchó. Cerré la cajuela del coche y me senté detrás del volante, furiosa conmigo misma. ¿Por qué había dicho algo tan desagradable? ¿Por qué esa competitividad? ¡Él solo quería ayudarme! «Te estás convirtiendo en una vieja despreciable, Gladys», pensé. Estaba tan molesta que no pude arrancar.

Luego pensé: «¿Y si pensara en esta situación como divertida?». De pronto lo imaginé: dos ancianos que se peleaban en el estacionamiento de un supermercado, ¡era muy gracioso! Una anciana que trataba a un hombre de 86 años como si fuera un mocoso, ¡eso también era gracioso! Entre más consideraba la escena, más me parecía como un programa de comedia con dos adultos mayores refunfuñones peleando por una bolsa de compras. Me quedé sentada en el coche y le hice cosquillas a mis suprarrenales hasta que me dolió el estómago. De alguna manera se volvió tan ridículo que dejó de ser vergonzoso. Liberé mi vergüenza y mi remordimiento, me reí y lo dejé pasar.

La próxima vez que te encuentres haciendo algo vergonzoso, te sugiero que trates de pensar cómo se vería desde el punto de vista divertido. ¿Qué tal si tu error fue gracioso? ¿Qué tal si fue sorprendente, tonto o francamente ridículo? ¿Cómo lo vería alguien desde afuera y qué lo haría reír? Te sorprenderá con cuánta frecuencia existen interpretaciones graciosas si las buscas.

Esta estrategia funciona fácilmente con pequeños incidentes como el que acabo de describir, pero a menudo las cosas a las que nos aferramos tienen que ver con el remordimiento por decisiones más importantes que tomamos en la vida. ¿Cómo podemos liberar nuestros sentimientos de las elecciones importantes que hicimos en el pasado (las relaciones que perdimos, las malas decisiones financieras, las resoluciones profesionales) y que salieron mal?

Encontrar el movimiento también implica perdonarnos por lo que no supimos o no hicimos mejor en el pasado.

Capítulo 10

SOLTAR LO QUE NO TIENE IMPORTANCIA

A LO LARGO DE NUESTRA VIDA, muchos batallamos al sentirnos atorados en una idea o una experiencia. Cuando enfrentamos situaciones que son en verdad complejas es necesario procesarlas, y a menudo sentimos como si todo nuestro ser se dedicara a superar algo. Sin embargo, a veces parece que nos quedamos atorados en este procesamiento y no podemos seguir adelante.

Hay una línea muy delgada entre superar algo y la negación categórica, pero creo que todos sabemos cuál es la diferencia. Casi todos sabemos cuando un proceso está detenido; esto es, cuando rumiamos un pensamiento, cuando lo consideramos una y otra vez o cuando casi nos torturamos con un recuerdo que no podemos abandonar. Es cuando termina algo que amamos —una relación, una carrera o un proyecto— y nos lamentamos por lo que ya no tenemos en lugar de construir algo nuevo. Cuando esto sucede, a veces necesitamos soltar rápidamente. Tenemos que ver qué es lo que definitivamente ya no nos sirve y dejarlo ir.

La mayoría de nosotros también sabe qué se siente toparse con algo que no nos va a servir para nada. Estar abierto a la vida a veces significa alejarse de lo que no es bueno para nosotros.

Podemos decir un amable pero firme «no, gracias» y continuar con nuestra vida.

Mi madre tenía un profundo conocimiento de este principio. Mi hermana Margaret y yo ya éramos mujeres de edad avanzada cuando un día, al mirarnos, nos dimos cuenta de que ambas hacíamos gestos graciosos con las manos al hablar. Levantamos la mano suavemente con la palma hacia arriba y los dedos relajados; luego la bajamos rápido y la volvemos a subir, como si lanzáramos pétalos de flores a un río. «¿Qué diablos significa eso?», nos preguntamos. «¿Quién empezó esa costumbre?».

Luego lo recordamos: «Fue mamá».

Ella hacía ese gesto y decía: *kutch par wa nay*, del indostánico, que significa «no importa». Así fue como nuestra madre nos enseñó a dejar ir las cosas. Para ella era un movimiento natural. Era lo que le permitía vivir los enormes desafíos sin permitir que la afectaran en lo profundo; sencillamente abandonaba lo que no estaba funcionando y se concentraba en lo que era importante para ella; así avanzaba. Mi madre nunca fue huraña ni cruel, era profundamente compasiva. Sin embargo, también tenía que hacer un trabajo importante en este mundo, y *kutch par wa nay* le permitía seguir haciéndolo.

A lo largo de mi vida, esta práctica me ha resultado muy útil. La he aplicado durante años, mucho antes de que Margaret y yo nos diéramos cuenta de qué era. Reconozco algo que no me sirve, dejo caer la mano y abro los dedos en un movimiento fluido para indicar que lo dejo ir. Ahora que he hecho consciente ese gesto me doy cuenta de que me brinda un gran poder personal saber que siempre que advierto que algo viene hacia mí puedo elegir si lo acepto o no. Y si es algo que no deseo, conscientemente devuelvo la energía al lugar de donde provino. No me aferro a ella. Reconozco que el universo está en movimiento y la libero, como flores en el río.

Parece que nunca me faltan oportunidades para practicar *kutch par wa nay*. También me gusta usarlo cuando me topo con emociones que necesito sentir y transformar. Es particularmente efectivo cuando hay que lidiar con el remordimiento.

En mi vida me he arrepentido de muchas decisiones, lo que significa que he tenido muchas oportunidades de aprender a perdonarme. Me he arrepentido de cosas que he dicho, de haber lastimado a la gente y de elecciones que he tomado. También me he arrepentido de opiniones que defendí, pero me niego a aferrarme al remordimiento.

En el curso de un siglo mi conocimiento ha aumentado de manera significativa, así como espero que lo haga y siga haciéndolo el tuyo durante tu vida. Mis opiniones también han evolucionado. Esto es parte natural de estar vivo.

Hay cosas que antes pensaba que eran correctas y ahora considero que son una equivocación. Es verdad, no importa lo fuerte que sean tus convicciones hoy, si vives más de cien años, estoy segura de que acabarás rechazando algunas ideas y opiniones que defiendes ahora. Lo que me ha costado más trabajo tiene que ver con mi carrera, pues afectaba a cientos de mujeres y niños que estaban bajo mi cuidado durante los momentos más vulnerables de su vida.

Cuando estudié cómo atender partos, el conocimiento común era que la mujer debería estar en lo que se llamaba «sueño crepuscular» para evitar el dolor del parto. Pero como la mujer no podía pujar, el médico tenía que sacar al bebé con fórceps.

Yo misma di a luz a mis primeros dos hijos de esa manera. Saqué a muchos otros con fórceps y era bastante buena para eso. Lo hacía porque me habían enseñado que era una bendición después de siglos en los que las mujeres habían padecido el insoportable dolor del parto. En esa época me parecía compasivo, una práctica enfocada en la mujer. Ahora considero que es una manera brutal de recibir a un bebé en el mundo y en gran medida innecesaria.

Hoy, si bien apoyo a las mujeres que solicitan analgésicos durante el parto, me parece que es un error decirles que no pueden hacerlo solas. Reconozco el poder y la importancia de vivir el proceso del parto, y ya sea que las mujeres terminen o no en un parto de alta intervención, yo jamás sugeriría que se les drogara sin que antes lo pensaran dos veces. También creo que para el bebé es traumático que lo saquen jalado por la cabeza.

En retrospectiva, supongo que podría culparme por los nacimientos que atendí de este modo. También podría culparme por la manera en la que parí a mis dos primeros hijos. No fue esta la forma en la que elegí parir a mis hijos que nacieron después.

Esto se extiende a mucho más que los nacimientos; podría culparme por la comida con la que alimenté a mis hijos, la cual creí que era saludable, por las opiniones que tenía y que ahora me parecen alarmantes, o las cosas que dije de las que me encantaría retractarme. Pero también podría decir *kutch par wa nay* y aceptar que en cuanto tuve más información comencé a comportarme de manera distinta. En general, hice lo mejor que pude con lo que tenía en el momento. Tomé mis decisiones con amor y elegí vivir sin culpas. Todos enfrentamos el remordimiento; la pregunta es cuánto tiempo debemos aferrarnos a él.

En ese pueblo en Ohio una vez trabajé con un padre que casi mata a su recién nacido por accidente. Matthew tenía quizá veinte años y su esposa, Connie, era aún más joven. Atendí a Connie durante su embarazo y sabía que estaba casi a término. Pero igual que muchas personas en la zona, tardaron mucho en llamarme cuando empezó la labor de parto y me llevó algo de tiempo llegar a donde estaban.

En esa época teníamos mucho trabajo. Cuando empezamos nuestra práctica médica solo quedábamos dos de seis médicos generales en el pueblo; uno a uno se habían ido jubilando. Bill se enlistó durante la guerra de Corea y eso me dejó sola al cuidado de casi nueve mil pacientes, junto con los cuatro hijos que criaba. Estaba tratando a otro paciente cuando recibí la llamada y me tomó como una hora terminar e ir a la colina donde vivía Connie.

Matthew abrió la puerta en absoluto pánico.

—Doctora Gladys, Connie ya tuvo a la bebé, pero está sangrando muchísimo.

—¿Quién está sangrando? —pregunté al tiempo que me quitaba los guantes y el sombrero, corriendo por el pasillo con mi maletín—. ¿Connie o la bebé?

—Las dos —respondió. Estaba pálido—. Pero el bebé es el que me preocupa. Corté el cordón como se supone que debía hacer y está saliendo sangre a borbotones.

Empujé la puerta de la recámara donde se encontraba Connie; tenía una palidez mortal y sostenía un bultito en sus brazos. Había mucho desorden por el nacimiento y un par de tijeras descansaba en el buró. Tomé a la bebé y vi que la cobija estaba manchada de rojo. Nadie dijo nada mientras la cortaba. Su pequeño vientre estaba cubierto de sangre. Borbotones era la palabra correcta; había cortado el cordón junto con la piel. La recién nacida estaba tan callada como sus padres; me estremecí hasta la médula.

Normalmente ponemos una pinza en el cordón antes de cortarlo, tres o cuatro centímetros alejada del ombligo. Esto ayuda a que se cierre la arteria umbilical que, hasta ese momento, fue responsable del suministro de sangre del bebé. Durante unos días queda una especie de muñón muy feo que finalmente se cae. En todo caso, no es necesario cortar el cordón de inmediato. Pero Matthew, con toda la adrenalina que corría por su sistema después de haber asistido en el parto de su propia hija y sin saber qué hacer después, pensó en su propio ombligo, cortó el cordón en la base y, con ello, a su propia hija también.

Hurgué en mi maletín y saqué un pequeño juego de fórceps llamados hemóstatos y los empapé en desinfectante. La bebé había perdido mucha sangre y no había tiempo que perder. Matthew y Connie se abrazaban, jadeando, mientras yo me arrodillaba junto a la cama y buscaba en el vientre de la recién nacida la arteria umbilical. Estaba muy hundida y la bebé empezó a llorar tan pronto toqué la herida; lanzó un grito desesperado cuando hurgaba con el hemóstato. Cuando dejó de llorar me preocupé aún más. Estaba tan débil por la pérdida de sangre que ya no podía llorar. Pasaron unos minutos de agonía hasta que encontré la arteria, mientras la bebé primero gritaba y luego jadeaba, pero finalmente pude encontrarla, pinzarla y salvar su vida.

Más tarde, Matthew trató de disculparse, pero yo lo detuve tan pronto como empezó.

—Matthew, hiciste lo mejor que pudiste con la información que tenías —le dije con amabilidad y firmeza—. No gastes tu energía en esto; tu esposa y tu hija te necesitan ahora. Por supuesto que fue un accidente y tú no sabías. No tiene caso que te tortures por algo que no puedes cambiar. —Dejé caer la mano al tiempo que decía—: Suéltalo. Tu hija está viva y va a estar bien. Solo suéltalo.

Yo tenía razón. Seguí atendiendo a su familia varios años después y la pequeña estaba perfecta.

Durante años pensé en él, en ese padre joven y asustado en la colina, atendiendo solo el parto de su bebé. He rezado para que su error no lo obsesione, porque creo lo que le dije: no tiene caso torturarse por algo que no se puede cambiar. Lo mejor que podemos hacer es dejarlo ir y seguir adelante.

No sé qué errores hayas cometido en el pasado, pero quiero pensar que tú también, la mayoría de las veces, hiciste lo mejor que podías con las herramientas con las que contabas en cada momento. Si vives con remordimiento, trata de atraparlo y ve qué se mueve. ¿Las cosas salieron bien en general? De ser así, ¡agradécelo! ¿Hay algo gracioso en la situación? Si es así, ¡ríete! ¿Aprendiste algo desde entonces? En ese caso, ¡disfruta que ahora lo sabes y exprésalo siempre que puedas! Haz todo lo que esté en tus manos para dejar ir tu remordimiento, perdónate y, si es necesario, busca el perdón de los otros para continuar con tu vida.

A veces nos damos cuenta de que una simple acción como decir *kutch par wa nay* puede hacer toda la diferencia. Pero en ocasiones nos aferramos al arrepentimiento, al dolor o a la obstrucción que percibimos porque hay un bloqueo en nuestro sistema que tenemos que eliminar.

Capítulo 11

ELIMINAR EL BLOQUEO

Hay ocasiones en la vida y en la salud en las que la única manera de sanar es eliminar el bloqueo. En general sabemos profundamente cuando esto sucede: sabemos cuándo debemos eliminar ciertos alimentos que consumimos, cuándo debemos eliminar la relación en la que estamos comprometidos o modificar el patrón de vida que llevamos.

En muchos casos se trata solo de una creencia, como fue el caso de mi paciente Shanti. Ella estaba embarazada y quería tener un parto sin intervención. Era una practicante espiritual experimentada, así que meditó y realizó un trabajo espiritual exhaustivo para prepararse para el parto. El problema fue que no había hecho ninguno de los ejercicios físicos que la enfermera-partera, Barbara Brown, y yo le habíamos recetado. Cuando llegó el momento del parto, no pasaba de un centímetro de dilatación. El cuello del útero no se había abierto lo suficiente para que pudiera empezar a pujar, y después de muchas horas de contracciones me preocupó que estuviera demasiado cansada como para continuar.

Shanti estaba cerrada a muchas de las sugerencias que le habíamos hecho, así como a cualquier tipo de intervención en el parto. Para decirlo amablemente, era una persona a la que le gustaba hacer las cosas a su manera, siempre. Me asombraba que su mente fuera tan incapaz de abrirse como su cérvix. En mi deseo por ayudarla me frustré, así que decidí moverme.

Salí de la habitación unos minutos para reflexionar; Barbara se quedó con ella para atenderla. Mientras caminaba por la casa, sin alejarme mucho en caso de que hubiera algún problema, me pregunté: «¿Dónde se está moviendo la vida? ¿Dónde puedo trabajar con el flujo que ya está en movimiento?».

Barbara fue capaz de solucionar lo que yo no pude. Recordó que a Shanti le gustaba cantar como parte de su práctica espiritual, así que le sugirió que cantaran juntas. Desde el pasillo escuché sus voces que cruzaban la puerta de la recámara: «Abre, loto; loto abre. Abre, loto; loto abre». Barbara recurrió a un área en la que la paciente tenía apertura. Reconoció el bloqueo: había trabajo físico que hacer, así como espiritual. Entonces, en lugar de concentrarse en el bloqueo, hizo que la energía fluyera alrededor de la espiritualidad y, a partir de ahí, el cuello uterino de Shanti se abrió. Pero a pesar de estar completamente dilatada, Shanti no quería pujar. Barbara cambió el cántico a «abajo y afuera» y con unos cuantos pujidos el bebé mostró la cara. Poco después, Shanti tenía en sus brazos a un bebé sano que nació como ella había deseado, sin ninguna intervención médica.

Recuerda que, cuando estamos atorados, necesitamos buscar el chorrito de agua que brota de la presa. Para Shanti se trató del trabajo espiritual que ella ya conocía y con el que se sentía cómoda. Eso le permitió cambiar la situación. En ese cambio encontró movimiento y pudo liberarse de lo que la estaba bloqueando.

A veces lo que bloquea nos obliga a realizar un gran cambio. Después de años de pelear para que todo se hiciera a su manera, mi amiga Elisabeth Kübler-Ross finalmente eliminó su propio bloqueo: abandonó su lucha y cruzó el país.

Hacía muchos años que Elisabeth y yo nos conocíamos como colegas. Sus antecedentes eran similares a los míos. Nació en Suiza y había realizado y publicado una investigación vanguardista sobre el duelo. Su exitoso libro de superventas, *On Death and Dying* («Sobre la muerte y el morir»), se publicó en 1969 y se sigue reimprimiendo en la actualidad. Describe cinco etapas del duelo, que Elisabeth explica como fases no consecutivas por las que pasamos cuando atravesamos un duelo.

En la década de los ochenta, a Elisabeth la conmovieron las trágicas muertes de las personas que se habían contagiado de sida. Esa época se conoció como «la crisis del sida» y había muchos estigmas sobre la gente que lo contraía, porque muchos de ellos eran hombres homosexuales. En los primeros días del sida muchos niños también lo contrajeron, ya fuera por transfusiones sanguíneas, por parto de madre VIH positiva o por abuso sexual. Elisabeth quería abrir un centro de cuidados paliativos para niños que habían contraído sida, cerca de la casa que acababa de comprar en la zona rural de Virginia. Muchos de los padres de los niños los habían abandonado y a Elisabeth le parecía inconcebible.

Pero algunos de sus vecinos eran tan homófobos que ni siquiera sentían compasión por estos niños. Pensaban que el sida era sinónimo de homosexualidad y les preocupaba que los homosexuales se mudaran a Virginia y perturbaran a la comunidad conservadora que vivía ahí. Otros sencillamente no querían contagiarse del VIH y no tenían una comprensión razonable de cómo se propagaba. Elisabeth peleó por su centro de cuidados paliativos y perdió, y la comunidad nunca la perdonó por completo por ser tan vanguardista.

Recuerdo que hablé con ella sobre eso; la enfurecía que la comunidad hubiera reaccionado en contra del centro de cuidados paliativos. Le enojaba que la gente fuera homófoba, un prejuicio que nunca nos pareció sensato a ninguna de las dos, y consideraba mucho más ridículo que el miedo y el odio afectaran a un grupo de niños enfermos que no tenían nada que ver con la homosexualidad. Pero quería quedarse en Virginia, estaba decidida a encontrar una manera de convencer a la comunidad e incluso esperaba ser la líder de otros pensadores progresistas que quisieran mudarse ahí.

A partir de ahí empezaron a suceder cosas extrañas que hicieron que Elisabeth creyera que la estaban amenazando, y algunos años después de su intento de abrir el centro de cuidados paliativos sus sospechas fueron confirmadas. Primero entraron a robar a su casa y su oficina, y encontró agujeros de bala en el letrero del centro donde daba clases. Luego, una noche cuando estaba fuera, alguien entró a su propiedad y mató a su amada mascota, una llama, e incendió la casa. Todo se redujo a cenizas.

Elisabeth estaba desolada. Aunque había tratado de ignorar la hostilidad que le demostraba la comunidad, sabía que era momento de irse. Era muy difícil tratar de ser ella misma —dirigir talleres sobre el duelo y apoyar movimientos de justicia social que eran importantes para ella— en el lugar donde vivía. Estaba cansada de tratar de demostrar que ella no era diferente ni daba miedo, así que vendió su propiedad y se mudó a Scottsdale.

Supongo que desde cierto punto de vista eso podría considerarse como una respuesta trágica a la agresión. Pero ni Elisabeth ni yo lo veíamos así. Aunque estaba herida y enojada con la gente que la había sacado de ahí, no huyó de ellos; en su lugar, con valentía eligió aprovechar el momento en que había perdido todo como señal de que algo más la esperaba. Puesto que había estado viajando cuando quemaron su casa, todas sus posesiones cabían en una sola maleta. Tomó esto como una oportunidad: comenzar de nuevo, volver a nacer, hacer todo lo posible para salir de esta difícil situación.

A veces nos movemos a algún lado y nos damos cuenta de que no es el lugar apropiado. A veces un trabajo soñado resulta ser una pesadilla. A veces no se puede salvar una relación y hay que terminarla. Son decisiones de vida importantes y nadie puede hacerlas por ti. Tú eres el único que sabe la diferencia, en tu propia vida, entre huir de y correr hacia. Eres el único que puede decir con seguridad si estás evitando algo difícil o si solo estás soltando algo que ya no te sirve.

En los años posteriores a la mudanza de Elisabeth a Scottsdale, ella y yo pasamos de ser colegas a ser buenas amigas. El incendio provocado en Virginia nunca se resolvió. Y aunque seguía siendo algo doloroso para Elisabeth, encontró cosas hermosas y fructíferas durante los años que vivió en Arizona. Se convirtió en una parte dinámica de su comunidad y continuó defendiendo a la gente que vivía con VIH y sida. Eliminó el bloqueo al hacer un cambio, dejarlo ir y avanzar en su vida.

La clave de ese proceso consistió en enfocarse en la comunidad que quería crear. Elisabeth quería reunir a más personas con ideas progresistas sobre espiritualidad y medicina en la zona rural de Virginia, que le recordaba a su natal Suiza. Una comunidad similar ya se estaba organizando en Arizona. Al enfocarse en la comunidad que quería, Elisabeth aclaró sus intenciones, y cuando fue momento de salir de Virginia para siempre, supo exactamente adónde ir.

Cuando estamos atorados y algo nos bloquea es inmensamente útil aclarar qué es lo que queremos. Esto nos ayuda a hacer que nuestra energía se ponga de nuevo en movimiento. Nos ayuda a comprender con exactitud qué es lo que no funciona. Al final, incluso en una situación tan violenta y difícil como la de Elisabeth, es este tipo de movimiento el que nos libera.

Para Elisabeth, su comunidad soñada fue lo que empezó a formar el chorrito que brotaría de la presa.

Capítulo 12

BUSCAR EL CHORRITO QUE BROTA DE LA PRESA

En el capítulo 9 expliqué que la vida siempre está en movimiento, siempre hay un chorrito que se forma en algún lugar de la presa.

Cuando nos enfocamos en ese chorrito, empezamos a notar el movimiento natural de la vida. Conforme atravesamos nuestro dolor, ya sea físico, emocional o espiritual, empezamos a relajar nuestra vergüenza, quizá incluso a reírnos de ella y liberarla junto con todo lo demás que no nos sirve. El chorrito empieza a crecer hasta que finalmente revienta la presa que nos bloquea. Lo imposible se vuelve posible y nos elevamos de maneras nunca imaginadas para reunirnos con nuestra propia fuerza vital.

Con frecuencia esto es lo que sucede con el duelo. El duelo no es exactamente igual a la depresión; el duelo se mueve, en tanto que la depresión se paraliza. Cuando permitimos que nuestro duelo se mueva, no lo suprimimos; en su lugar, nos enfocamos en el amor por quien o lo que perdimos, al tiempo que dejamos que el sufrimiento pase por nosotros. El objetivo no es deshacernos de nuestro luto o hacer que pase más rápido, como tampoco es aferrarnos a él para siempre. No obstante, en el momento en que el duelo se separa del principio del movimiento, puede atorarse. Como nos muestra la importante investigación de Elisabeth, tenemos que seguirnos moviendo entre las etapas y permitir que nuestra verdad y nuestro duelo fluyan.

¿Cómo puedes ayudar a alguien que parece estar atorado en el sufrimiento del duelo? Empieza por crear un espacio seguro y hacer que la persona hable. En muchas ocasiones esto puede provocar que la presa se rompa.

Ese fue el caso de Theresa, la paciente con obstrucción intestinal de la que hablé en el capítulo 8. Yo estaba muy interesada en todas las muertes recientes en su vida, así que empecé por preguntarle sobre su proceso de duelo. Perder a cinco miembros de la familia y amigos cercanos en solo doce meses era demasiado. Cualquiera que estuviera en una situación similar estaría afligido. Así que cuando respondió a mi pregunta de si había hecho un duelo y dijo «por supuesto», quise saber qué significaba el duelo para ella.

—Bueno, me sentí muy triste —explicó.

Sin embargo, yo veía que no era suficiente. Me quedé ahí sentada, presente y a la escucha. Theresa permaneció en silencio bastante tiempo.

—Pero no he llorado —agregó.

Por primera vez me vio a los ojos. Me pareció que me estaba evaluando para ver si podía sentirse segura conmigo. Le sostuve la mirada para confirmarle que así era y que yo podía ofrecerle el espacio que necesitaba.

Permanecimos en quietud; le hice entender en silencio que tenía todo el tiempo del mundo.

De pronto, su estómago hizo un sonido sordo que subió por su garganta hasta la boca; advertí su expresión de pánico. Entonces, el sollozo salió de sus labios, casi como si lo estuviera vomitando. Me acerqué para abrazarla y ella lo aceptó mientras nos quedamos sentadas juntas. Ahí, en mis brazos, lloró y lloró.

Mientras Theresa lloraba, pude sentir que liberaba la tristeza que tenía atorada. Todo su cuerpo empezó a agitarse conforme sollozaba. Luego sucedió algo asombroso. Es cierto que seguía triste, pero sentí cómo su ser fluía de vida.

Poco a poco empezó a calmarse. Se recargó en el respaldo de su asiento. Le ofrecí un pañuelo desechable y lo aceptó. Luego bebió un sorbo de agua; temblaba ligeramente. La habitación estaba tranquila, pero se sentía una energía, como la extraña calma que sigue a un monzón en Arizona. Ambas sabíamos que algo increíble había pasado, algo que ella necesitaba desesperadamente.

Después de nuestra cita, la obstrucción crónica de Theresa desapareció de inmediato. Al parecer, tan pronto como cambió su estado emocional, su cuerpo pudo autocorregirse. Regresó a casa; su manera de digerir y eliminar habían vuelto a ser normales. Resultó que primero tenían que moverse sus lágrimas para que el resto del cuerpo las siguiera.

Este es un claro ejemplo de lo que sucede cuando tratamos de detener el flujo de la vida: primero nos sentimos profundamente incómodos y luego empezamos a sufrir. Nuestros músculos se paralizan, nuestros órganos dejan de funcionar de manera saludable, nos enfermamos. Perdemos la alineación con la vida porque la vida se mueve y nosotros estamos concentrados en quedarnos paralizados, mirando cómo el dique bloquea el flujo de la vida en nuestro interior.

Cuando nos concentramos en el dique somos incapaces de darnos cuenta del chorrito que se forma en algún lugar a su alrededor.

Encuentra el chorrito. O al menos encuentra el lugar en el que el chorrito va a iniciar. Dale tu energía. Pon toda tu fuerza vital ahí, en esa parte de ti que busca el camino alrededor de la presa. Cree en él, confía en él. Esa es la vida que se mueve en ti. Mientras estés vivo, tu fuerza vital fluye.

Conforme te concentres en ese chorrito, crecerá. Tu fuerza vital te dirá cómo hacerlo crecer. Observa cómo se convierte en un arroyo. Pon tu atención ahí hasta que el dique tiemble, se rompa y le dé cauce. Cuando esto suceda, deja que fluya la gratitud a tu fuerza vital. Deja que tu fe te recorra conforme tu fuerza vital se fortalece.

¿Qué puedes hacer la próxima vez que te sientas atorado? Suelta las cosas y vuelve a alinearte con la vida.

Práctica

SOLTAR

1. ¡Este ejercicio funcionará mejor si te levantas y te mueves! Pon música animada y empieza a caminar en tu casa o en tu vecindario. Deja que tu cuerpo se mueva libremente conforme caminas; incluso podrías bailar un poco.

2. Mientras mueves el cuerpo, piensa en algo que tengas atorado en tu vida. Puede ser una amistad, un proyecto profesional, una identificación, una manera de pensar, un resentimiento, etcétera. También puede ser algo físico, siempre y cuando no sustituyas este ejercicio por el tratamiento médico; considera una tos persistente, una parte de piel seca, un dolor crónico que no puedes resolver. Permite que el sentimiento de estancamiento te inunde. Siente en todo tu cuerpo lo que te atora.

3. Luego imagina que puedes sostener ese estancamiento en tu mano. Incluso puedes sentir que tu puño se aprieta. Concéntrate en eso, aprieta la mano.

4. Mientras te sigues moviendo, extiende la mano frente a ti, con la palma hacia arriba y los dedos juntos. Luego déjala caer y repite el movimiento separando un poco los dedos. Deja que el peso de tu brazo baje

tu mano; deja que la vida misma se mueva. Mientras lo haces, libera lo que está atorado como si fueran flores que arrojas al agua. En verdad déjalo ir. Puedes pensar o decir palabras que sean significativas para ti: *kutch par wa nay*, «no importa», o cualquier frase similar que funcione para ti.

5. Una vez que lo soltaste, toma un momento para apreciar el flujo de vida que se mueve a través de ti. Esta es tu fuerza vital. Hónrala y valórala, estará contigo toda tu vida.

SECRETO 3

EL AMOR ES LA MEDICINA MÁS PODEROSA

Capítulo 13

AMOR Y MIEDO

SUSAN, UNA JOVEN MAESTRA DE PRIMARIA, había sido mi paciente durante varios años cuando tuvo un terrible accidente automovilístico. Se rompió la columna vertebral en varios sitios. Fue un milagro que sobreviviera. Tenía treinta y pocos años, un futuro brillante y mucha gente la amaba, pero la gravedad del accidente amenazaba con acabar con todo esto.

Yo sabía que estaba en buenas manos con los traumatólogos que la atendían; pero también pensaba que necesitaría apoyo holístico, así que la visité en el hospital. Cuando llegué, la encontré inmovilizada en la cama del hospital; su cuerpo estaba confinado en un yeso de cuerpo completo. Las únicas partes del cuerpo que podía mover eran la boca, las cejas y los ojos. Podía hablar, comer y mirar alrededor; eso era todo. Le dijeron que nunca volvería a caminar. Su hermano, un cirujano ortopedista, lo confirmó y agregó que incluso la posibilidad de sentarse alguna vez en una silla de ruedas era muy baja.

Cuando entré la primera vez a la habitación, de inmediato percibí el sentimiento de impotencia de Susan y su familia. ¿Cómo evitar sentirse así ante tal situación? Mis ojos recorrieron el contorno del yeso de cuerpo entero de Susan. El yeso empezaba justo debajo de la barbilla y se extendía por brazos y piernas. En la habitación había flores, tarjetas y buenos deseos de sus amigos, así como de los alumnos a los que ahora no podía enseñar. Sin embargo, parecía que la alegría era artificial.

Era innegable que su estado era grave y que su espíritu, en general positivo, estaba padeciendo.

Al ver el aséptico cuarto de hospital confié en que el equipo médico se estaba encargando de sus necesidades físicas. La medicina occidental es muy buena para eso, en particular cuando se trata de lesiones graves y otro tipo de urgencias. Los médicos de Susan le habían acomodado los huesos en el lugar correcto y los sostuvieron así con el yeso, que protegía su frágil columna para que pudiera sanar. Pero yo no estaba segura del diagnóstico que le dieron, que sugería que era imposible que recuperara una existencia completamente funcional. Me preocupaba aún más que lo hubiera escuchado de su propio hermano, quien sin duda dio su mejor conocimiento médico, pues tenía el mayor potencial de ser una gran influencia en los pensamientos de Susan. Yo comprendía sus intenciones: no dorarle la píldora ni darle falsas esperanzas a Susan. Pero me parecía difícil creer que en verdad no hubiera nada que hacer.

Sí, Susan estaba severamente lastimada. Sí, su columna vertebral había sufrido un traumatismo extremo. Sí, su situación era precaria. Pero no, yo no pensaba que fuera el momento de afirmar que no podía curarse. Era joven y estaba llena de vitalidad; desbordaba fuerza vital. ¿Cómo podríamos canalizarla hacia su sanación, incluso en esas circunstancias desesperadas?

Jalé una silla junto a su cama. Primero me senté en silencio con ella; sentí su miedo y su dolor sin desestimarlos. Ella habló un poco y yo la escuché; formé un espacio seguro para que me relatara su trauma y su terror. Sabía que confiaba en mí, por lo que consideré sus inquietudes con un gran amor. Igual que otros lo habían hecho, le recordé cuánto la amaban y lo importante que era para muchas personas cuyas vidas ella había tocado.

Luego, cuando fue el momento correcto, pregunté:

—¿Crees que hay alguna manera en la que pueda ayudarte?

Con esa sencilla pregunta le recordé a Susan que ella tenía un papel que jugar en su propia sanación. Este era mi primer intento para sacarla de su miedo y llevarla al amor que la estaba esperando.

Para entender lo que sucedió después, primero tenemos que comprender la relación entre el amor y el miedo. Es posible que muy pocas personas que estén leyendo esto se encuentren alguna vez en una posición tan precaria como la de Susan después de su accidente. Sin embargo, muchos de nosotros nos hemos sentido igual que ella en su cama de hospital: impotentes y aterrados. ¿Qué podemos hacer cuando parece que todo se acumula en nuestro interior? ¿Cuál es la respuesta correcta cuando sentimos que no podemos cambiar ninguna de nuestras circunstancias? ¿Cómo podemos actuar cuando nos sentimos completamente impotentes?

Cuando recibimos «malas» noticias, el miedo es la respuesta natural. Aquí y ahora, las cosas no van bien. No solo eso, sino que a menudo nos preguntamos cuánto van a empeorar. El miedo es comprensible, pero si nos quedamos en ese miedo podemos dejar afuera casi todo lo que podría ayudarnos a resolver la situación. El miedo destruye nuestra razón y hace imposible que veamos las cosas con claridad.

Esa es la razón por la que parte de nuestro propósito colectivo de vida es aprender cómo superar el miedo y llegar al amor. Cuando lo hacemos, no solo activamos nuestra vitalidad, sino que también ayudamos a otros a hacer lo mismo. Una persona valiente es una inspiración para todos a su alrededor. No hablo necesariamente de ser temerario, me refiero a la persona que aborda la vida con un corazón abierto. Esas personas inspiran a otras porque cuando superamos el miedo nos volvemos a conectar con el amor.

A menudo la medicina subestima el poder del amor. Estas palabras se usan con tanta frecuencia que incluso pueden sonar cursis: *el poder del amor*. Es complicado describir el amor. No puedo explicárselo a alguien que no lo haya vivido, así como no le puedo describir el color verde a una persona que nació ciega. Sin embargo, espero que hayas vivido el amor en tu vida y que ya hayas experimentado lo que puede hacer. Espero que hayas tenido la oportunidad de saber cómo el amor puede llegar y cambiar todo, y conquistar todo lo que esté en su presencia. No es cursilería. No es una exageración. El amor verdaderamente es la medicina más grande que el mundo jamás haya conocido. Lleva a la vida de un estado pasivo (estar vivo) a un estado activo (vivir en verdad). Por eso, mi tercer secreto es: *El amor es la medicina más poderosa*. **El amor activa nuestra fuerza vital.**

El amor tiene la capacidad poco común de transformar todo lo que toca. Transforma el trabajo aburrido en felicidad. Transforma la risa cruel en alegre. Transforma un sonido vacío en un mensaje que podamos comprender. Las cosas se vuelven infinitamente posibles cuando el amor está presente.

Para trabajar con amor primero tenemos que entender su relación con el miedo.

Cuando el miedo entra en escena, el amor sale y viceversa. El hijo menor de mi amiga Cecile le tenía miedo al agua. El niño tenía la tendencia a inhalar agua y había llegado al punto en que le aterraba bañarse y nadar. «¡Se me va a meter el agua por la nariz!», le decía a su madre. «¡No podré respirar!».

Cecile no sabía qué hacer, por lo que buscó a un maestro de natación especializado en ese tipo de traumas. El instructor arregló el problema en una sola sesión, enseñándole al niño a hacer el sonido *«mmm»* bajo el agua. «Es una idea muy sencilla», me dijo Cecile cuando estaba sentada frente a mí en el sofá de la sala. «Mientras siga haciendo el sonido, no puede inhalar agua. Cuando se queda sin aire para hacer el sonido, sabe que debe salir a la superficie».

Por una parte, el niño tenía razón: cuando inhalamos agua no podemos respirar. Pero por otro lado, nuestra respiración es lo que mantiene el agua afuera. Si desarrollamos el hábito de inhalar agua, hacer el sonido *«mmm»* es la solución perfecta.

Esta es precisamente la manera en que funcionan el amor y el miedo. El amor disipa el miedo, pero también se bloquea por el miedo. A menudo ambos se presentan juntos porque están constantemente en un juego de toma y daca. Si el miedo es nuestro hábito, practicar el amor es una sabia solución. Y esa práctica nos llevará lejos, porque el amor es infinitamente más fuerte que el miedo... siempre. Así como nuestro cuerpo está hecho para respirar aire, nacimos para amar. Por eso, a pesar de que es bueno enfrentar el miedo, es mucho mejor enfocarse en el amor. Cualquier esfuerzo que hagamos a favor del amor —en verdad, cualquier esfuerzo— se autoperpetuará y brindará alegría, salud y bienestar a nuestra vida.

Otra metáfora podría explicarlo mejor. Hace décadas, Bill y yo llevamos a nuestros hijos a las cavernas de Carlsbad en el sur de Nuevo México. Este conjunto de cuevas está en lo más profundo del desierto. Mientras el calor azota afuera, el frío en el interior de la tierra es asombroso, incluso incómodo. La oscuridad es total. Abajo, es tan negro como la noche más oscura.

Cuando fuimos de visita, nos asombramos cuando nuestro guía nos pidió que apagáramos las linternas. Una por una las apagamos y dejamos que la oscuridad se apoderara del lugar. Las tinieblas hicieron que todo lo demás se hiciera más agudo: podíamos escuchar nuestra respiración, a los niños que reían nerviosos y su voz que hacía eco en ese enorme espacio.

Luego, el guía encendió un cerillo. La flama se concentraba en dos centímetros, sin embargo, nos quedamos sin aliento, maravillados, al ver que iluminaba toda la cueva.

Muchas personas han notado el poder que tiene la luz sobre la oscuridad: Gandhi, Ana Frank y Martin Luther King Jr., por nombrar algunos. Existe una razón por la que tanta gente se apoya en esta imagen: ilustra un fenómeno increíble y real. Como vimos mi familia y yo, no hace falta tanto. No importa cuánta oscuridad haya, la luz la supera. La luz se extiende por todo el espacio. La oscuridad no puede persistir en presencia de algo tan poderoso como eso.

Cuando consideramos la oscuridad y la luz, inhalar o exhalar, podemos enfocarnos en una o en otra en un momento dado. Eso significa que a lo largo de nuestra vida nos enfrentamos con una opción: ¿dirigimos nuestra atención al amor o al miedo?

Capítulo 14

ELECCIÓN

A LO LARGO DE LOS AÑOS en que he defendido la medicina holística, he encontrado que la idea de elegir es una de las más difíciles de explicar. Es la idea de que siempre hay algo que podemos hacer, lo cual es cierto incluso cuando enfrentamos nuestros mayores retos. En el peor de los escenarios, esto suena como a culpar. Podrías pensar: «¡Yo no elegí este diagnóstico!» o «¡Mi ser querido no eligió perder su trabajo!», y tendrías razón. Eso es exactamente. En definitiva no pienso que yo sea la causa de todos los problemas que he vivido en mi vida. Tampoco la responsable de los retos de salud que he padecido: raquitismo, hepatitis palúdica, piedras en el riñón y cáncer (dos veces). El hecho de que tengamos elección no significa que lo malo suceda por nuestra culpa. Pero mientras enfrentaba cada una de esas situaciones, tuve la oportunidad de elegir qué hacer y cómo responder. Incluso cuando estamos perdidos en la oscuridad, cada uno de nosotros puede elegir cómo forjar el camino que tiene enfrente. Visto de esta manera, la elección empodera. Nos hace ascender, no nos jala hacia abajo.

Hasta cierto punto, la elección es automática. A menudo terminamos eligiendo el miedo sin siquiera proponérnoslo. Muchas personas han vivido situaciones traumáticas en las que el dolor estaba fuera de su control. No quieren sentirse culpables por el sufrimiento que viven como resultado de ese trauma; y de hecho, no pretendo decir que ellos son los culpables.

Sin embargo, hay un límite en el que el sufrimiento *está* dentro de nuestro control. Es natural paralizarse por el miedo cuando suceden cosas terribles que no podemos controlar, pero cuánto tiempo permanezcamos paralizados es algo que, de alguna manera, depende de nosotros. Sí podemos elegir algunos aspectos de lo que hacemos con nuestros traumas, cómo avanzamos y qué creamos en nuestra vida en los años y décadas por venir. Por ejemplo, considerar si necesitamos o no ir a terapia por los eventos que ocurrieron o para procesarlos de alguna manera. En todos los casos, podemos decidir de manera consciente cuánto nos vamos a enfocar en el miedo y cuánto nos vamos a enfocar en el amor.

Cuando elegimos, es posible que nuestras reacciones automáticas nos jalen. Poco después de que nos mudamos a Arizona en 1955, Bill conoció a un psicólogo y psicoterapeuta llamado Milton Erickson en una conferencia médica. Milton tenía cerca de veinte años más que nosotros y compartíamos algunos intereses que la medicina moderna aún no había explorado; a saber: el papel que jugaba el inconsciente.

La mente consciente contiene lo que conocemos en cualquier momento dado. El subconsciente amplía la conciencia para incluir lo que podemos pensar, imaginar o recordar si prestamos atención. Pero el inconsciente incluye todo lo demás: las cosas que asumimos, creemos o hemos olvidado que vivimos. Incluye las reacciones automáticas que no podemos explicar.

Milton estaba particularmente interesado en cómo la hipnosis podía utilizarse en un diagnóstico clínico para hacer cambios en el inconsciente y afectar la vida cotidiana del paciente. Aunque el consciente y el inconsciente se pueden manejar a voluntad, él creía que, siempre y cuando el inconsciente permaneciera igual, cualquier progreso que se hiciera en terapia o psicoterapia podría tener un efecto limitado, porque era probable que la gente regresara a sus viejas costumbres.

Milton y Bill empezaron a organizar un grupo de pláticas semanales los martes en la noche en nuestra sala. Era una de nuestras primeras acciones para vincularnos con la comunidad médica de Arizona. Como nosotros, Milton creía que los pacientes podían jugar un papel activo en su propia sanación, dirigiendo la intención hacia sus creencias inconscientes y los eventos, muchas veces dolorosos, que contribuyeron a formarlas. Sus teorías se usarían después para formar una variedad de metodologías, como la teoría de la terapia familiar sistémica y la programación neurolingüística, y a los profesionales que promovieron sus teorías después de su muerte se les conoce como «ericksonianos». Incluso antes del inicio de sus estudios, Milton creía firmemente que se podía sanar casi cualquier cosa que había sucedido en el pasado. El proceso de sanación solo podía comenzar dirigiendo la mente consciente hacia el cambio.

Comprender que nosotros somos quienes elegimos nos ayuda a ubicar y dirigir nuestra fuerza vital, porque en momentos de mucho miedo a menudo olvidamos lo poderosos que somos. Cuando nos enfrentamos a un problema de salud, olvidamos decir «Hola, querido cuerpo. ¿Qué necesitas?». Cuando la vida solo nos ofrece pérdida o incertidumbre, olvidamos preguntar: «¿Qué voy a hacer ahora con esto?». Estas preguntas tienen poder de transformación. Activan nuestra curiosidad, lo que interrumpe el miedo y dispersa la idea de que somos impotentes. Nos vuelven a conectar con la fuerza vital que está en nuestro interior; una fuerza vital que, en esencia, es amor.

El amor tiene la capacidad de sanar nuestro cuerpo y nuestro corazón. Así como el cuerpo está hecho para sanar, el corazón también. Muchos conocemos a personas que han vivido un gran trauma emocional y han sanado; sus historias nos inspiran a curarnos. En este libro expongo varios relatos como este y sin duda tú conoces algunos también.

Por ejemplo, pensemos en la doctora Elisabeth Kübler-Ross, cuya historia conté en el capítulo 11. Elisabeth estaba furiosa contra la gente de su pueblo que impidió que abriera el centro de cuidados paliativos y la aisló de la comunidad, ¡y eso antes de que mataran a su llama y quemaran su casa! En ese caso, ella era sin duda la víctima de un crimen por el cual nunca se encontró al responsable, y necesitaba ayuda para superar el trauma de lo que había pasado. Sin embargo, se permitió decir *kutch par wa nay* a lo que no podía controlar en la situación y seguir adelante. Sin duda, esto fue una elección. Se amaba a sí misma y amaba la vida, y estaba dispuesta a elegirse por sobre el miedo, la ira y el dolor que sentía.

Cada uno de los relatos de este libro contiene una elección similar. Para dirigirnos hacia la vida debemos entender que siempre, en cada momento, podemos elegir. Cada segundo de nuestra vida nos ofrece una oportunidad. Cuando aceptamos esto podemos tener acceso al amor que nos espera. Por esta razón la elección es nuestro primer acto verdadero de amor propio. Y todo el amor se basa en el amor propio.

¿Cómo podemos encontrar el valor para elegir el amor frente al miedo? Como nos muestra la historia de Elisabeth, empezamos con el amor propio.

Capítulo 15

EL PAPEL DEL AMOR PROPIO

SUPONGO QUE EL AMOR PROPIO era una idea más revolucionaria cuando empecé a hablar de ella hace cincuenta años. Actualmente es una parte más natural de nuestro vocabulario colectivo. Sin embargo, una cosa es conocer el término y otra vivirlo en verdad.

Solo cuando sabemos que somos dignos de ser amados, somos capaces de amar. No podemos amar a nadie sino hasta que creemos que podemos ser amados. Por eso es lo primero en lo que tenemos que trabajar una vez que elegimos el amor en lugar del miedo. De este modo, ¿qué nos impide saber que somos capaces de ser amados?

En algunos casos, nos lo impiden nuestras creencias inconscientes. Muchos de nosotros, yo incluida, fuimos criados con creencias religiosas que confunden el amor propio con la soberbia. No dejamos entrar al amor porque de alguna manera pensamos que no lo merecemos o que aceptarlo es inmoral. Quizá has escuchado el adagio «Delante de la destrucción está el orgullo», que a menudo está malentendido. El orgullo cimentado en ideas falsas, como pensar que somos mejores, más importantes que otros o que nuestra contribución es más valiosa, sin duda provocará nuestra caída. Pero el amor propio no implica soberbia; es gratitud por la vida que tenemos. Cuando nos negamos a amarnos, también cerramos la puerta al amor de todos los demás. Para recibir amor tenemos que deshacernos de estas creencias, parte por parte.

El amor propio es la base de todo amor: de todo el amor que damos y recibimos. Es crucial. Aunque la mayoría de mis pacientes actuales dicen que lo entienden, cuando empiezo a cuestionarlos es claro que, en el fondo, no están seguros de merecer su propio amor. Muchas personas tienen creencias inconscientes basadas en experiencias pasadas que invalidan su pensamiento consciente. Esa es precisamente la razón por la que necesitamos dirigir el amor, de manera consciente, hacia nosotros mismos.

Tómate un momento para preguntarte: «¿En verdad creo que merezco el amor que le doy a otros? ¿Creo que mi cuerpo, con todas sus imperfecciones, merece amor? ¿Creo que mi alma merece amor, aunque haya cometido muchos errores en la vida? ¿Me respeto, me admiro, me honro, confío en mí?».

Si tu respuesta no es tan firme como esperabas, no temas. Nunca es tarde para trabajar en ello. He pasado toda mi vida descubriendo el amor propio. Cada vez lo hago mejor. Siempre que me enfrento a una dificultad tengo la oportunidad de fortalecer mi amor propio mediante la práctica. Tuve oportunidad de practicarlo cuando tenía noventa años y me diagnosticaron cáncer de mama.

Ya antes, en 1961, había enfrentado el cáncer. En ese entonces Bill y yo empezábamos a tener fama por nuestro trabajo en salud holística. En cuestión de semanas, desde que lo detectaron, el tumor en forma de huevo en mi tiroides había crecido dos centímetros y medio más. Mi primogénito era adolescente y mi hijo menor apenas tenía un año de edad. Yo no estaba segura de si someterme a un tratamiento alopático o tratar de sanarme de manera natural, así que pedí que un sueño me indicara qué hacer.

De inmediato soñé con plantas que podían ayudarme: aloe, ocotillo y ceniza de madera de álamo. En esa época tenía la fortuna de contar con una red de apoyo sólida, así que reduje mi apretada agenda y empecé un régimen intensivo de ayuno respaldado por meditación y oración. Me trataba todos los días con las plantas que había soñado. Después de varios meses el tumor disminuyó hasta que finalmente desapareció.

Mi decisión de sanar de manera natural se divulgó entre la creciente comunidad de salud holística. La gente se maravillaba con el milagro. Como líder en salud natural y doctora alópata, pensé que era importante haber demostrado lo que se puede lograr.

Cuando supe del tumor mamario cinco décadas más tarde, me pregunté si debía intentar sanarlo de la misma manera. Sin embargo, mi vida había cambiado drásticamente desde entonces. Mi cuerpo era mucho más viejo. El ayuno intensivo que había hecho antes ahora sería más difícil de resistir. Al mismo tiempo, los tratamientos occidentales se habían desarrollado de manera significativa, en particular para el tipo de tumor que padecía. Contaba con opciones que, aunque invasivas, eran mucho más ligeras y mejor orientadas. Lo más importante era que estaba trabajando mucho en proyectos que requerían mi fuerza vital y me brindaban vitalidad.

Aunque no estaba cerrada a la idea de sanar el tumor de forma natural, sabía que requeriría mucho esfuerzo. No sentí la misma necesidad de hacer pública mi sanación ni compartir el milagro con otros; esta vez me pareció más personal. No tenía tanto miedo, pero estaba consciente de que entre más pronto me decidiera, mayores serían las probabilidades de éxito. Pedí orientación; mis meditaciones y sueños respaldaron mis sospechas: en este momento y con ese tumor en particular, un tratamiento occidental era la opción adecuada para mí.

Eso no significaba que yo no tuviera participación alguna en mi sanación. Hice equipo con el oncólogo y el cirujano. Juntos, trabajamos para extirpar el tumor. Ellos estaban a cargo de la radiología y la lumpectomía, yo me encargué de visualizarme y amarme hasta sanar.

Recordé lo que alguna vez le dije a un paciente sobre la cirugía: «Cuando un jardinero poda un árbol, extirpa las partes que ya no agregan vida a ese árbol. Cumplieron su propósito y ahora ya no sirven». Mi tumor era igual. Yo me amaba, amaba demasiado mi cuerpo y mi vida como para dejar que este me arrebatara la fuerza vital. Igual que como había hecho con el primer cáncer, me concentré por completo en ese amor y me negué a que el miedo se apoderara de mí.

Las semanas previas a la cirugía empecé a hablar con el tumor. Lo imaginaba como un bonito maletín de herramientas. «Querido, vamos a tener una reunión familiar», le decía. «Si hay otras células cancerígenas en mi cuerpo, llámalas y diles que se metan al maletín para que vengan al viaje». Cuando llegó el momento de la cirugía, fui alegre; sabía que mi cuerpo estaría más sano cuando extirparan esa parte. Tuve la misma actitud con la radiación; elegí enfrentarla de manera objetiva, como si me cortara las uñas de los pies: había células que ya no necesitaba y estaba haciendo lo necesario para deshacerme de ellas. No estaba enojada con las células ni les tenía miedo, pero ya no servían para mi bienestar.

El tratamiento funcionó y mi segunda experiencia con el cáncer fue tan breve como la primera. No tengo duda de que los tratamientos alopáticos que elegí fueron un paso importante para mi sanación. También estoy segura de que mi estado mental al recibir esos tratamientos, así como la visualización del maletín fueron igual de importantes. Tomé la decisión con amor y la respaldé con más amor. Por supuesto que hubo miedo, pero me negué a alimentarlo. También me negué a rechazar mi cuerpo por unas cuantas células que se multiplicaban. Me sentía orgullosa de mi cuerpo en ese entonces y aún ahora. ¡Este cuerpo es asombroso! Amo todo lo que ha hecho y lo que le falta por hacer.

Siempre que mis pacientes o seres queridos enfrentan un diagnóstico difícil como este, los exhorto a que no dejen de amar su cuerpo. También les sugiero que visualicen su sanación, que generen sus propias imágenes, como mi maletín de herramientas.

Para algunas personas es difícil crear sus propias imágenes. Quieren que yo les dé una o les sugiera una manera correcta de hacerlo. Creer que la imagen va a funcionar requiere de una gran cantidad de confianza, y quienes tienen un amor propio limitado a menudo también tienen problemas para confiar en ellos mismos. Pero tú eres el único que puede idear esas imágenes; debes encontrar al sanador que tienes dentro, el que sabe cómo curar, y empezar a confiar.

Esto forma parte de la manera en que dirigimos nuestra mente consciente hacia la transformación del inconsciente. El inconsciente ofrece las imágenes que tenemos para sanar. Cada uno de nosotros debe encontrar una imagen que le funcione y que se sienta real, y debe hacerlo con el amor más puro que pueda reunir. He visto una y otra vez cómo funciona este antiguo método e incluso, o sobre todo, cuando un paciente está escéptico en cuanto a su capacidad de encontrar la imagen correcta. Es en ese momento cuando necesitamos dejar que nuestro inconsciente nos muestre cómo sanar.

Aunque las ideas sobre afirmación y visualización no son nuevas, la ciencia que las respalda apenas está surgiendo. De manera lenta pero segura nos estamos dando cuenta de que la relación entre nuestros pensamientos y nuestro cuerpo se puede medir. La ganadora del Premio Nobel, Elizabeth Backburn, y su colega, Elissa Epel, descubrieron que los telómeros (de nuevo, los extremos de nuestros cromosomas) se ven afectados por el pensamiento.[10] Eso significa que, si bien el pensamiento positivo no afecta directamente nuestro ADN, sí afecta la manera en la que nuestros genes se expresan, lo que puede tener efectos profundos tanto en nuestra salud como en la experiencia de estar vivos.

Las imágenes concentran nuestros pensamientos y los hacen reales en el cuerpo. Conforme surgen nuevas investigaciones sobre las células madre, que yo considero como la respuesta de la ciencia a la fuerza vital creativa, parece que se ven afectadas por cómo y en qué pensamos. Algunos estudios afirman lo que los sanadores holísticos, espirituales e indígenas han dicho durante siglos: existe poder en reconocer el papel que nosotros jugamos en el proceso de sanación, porque nuestra mente afecta todo hasta una escala celular.

Las células de nuestro cuerpo saben cuál es su trabajo. Quieren apoyarnos haciendo lo que vinieron a hacer. Como seres humanos vivos, establecemos nuestra intención, luego nuestras células se alían para manifestarlo. Nuestra tarea consiste en alimentarlas con fuerza vital, pero desde ese momento en adelante participan en todo lo que sucede. El tipo de medicina que practico, que yo llamo «medicina viva», considera la idea de la medicina holística más allá del médico practicante. Es un modelo de colaboración entre el sanador y el paciente que usa modalidades terapéuticas para mejorar y robustecer la fuerza vital en la persona. Las modalidades ayudan a sanar, pero es importante observar que no llevan a cabo la sanación, solo la dirigen. En la medicina viva, nuestro propio cuerpo es la verdadera fuerza directriz de nuestro bienestar, y el cuerpo incluye por naturaleza la mente. Nuestro papel es confiar y darle a las células el amor que necesitan para prosperar. Esto es el verdadero amor propio.

Para ofrecernos este tipo de cuidado debemos hacernos adeptos tanto a dar como a recibir amor. Sin embargo, para muchas personas amar es una cosa, y dejarse amar, otra muy distinta.

Capítulo 16

CÓMO DEJAR ENTRAR AL AMOR

CON FRECUENCIA ENFRENTAMOS retos que nos hacen sentir indignos de recibir amor. La gente nos deja, nos lastima o es incapaz de darnos el amor que merecemos. Las experiencias dolorosas como el abuso, el abandono y la indiferencia pueden moldearnos como personas. Dejan una huella en el inconsciente que puede tener un efecto enorme en nuestra salud y felicidad.

Recibir amor puede traer consigo mucho miedo, sobre todo si nos hirieron en el pasado. Esa es precisamente la razón por la que tenemos que enfocarnos en él. Por difícil que sea superar el temor, hacerlo nos ayudará a recibir más amor.

Una paciente, Pamela, tenía dificultad para aceptar que era digna de amor. Cuando vino a verme tenía como sesenta años y muchos problemas físicos. Mientras platicábamos quedó claro que ella no se creía digna de ser amada. Aunque era una maravillosa consejera escolar y había ayudado a muchos niños con problemas, no podía ver el valor que tenía en la vida. Constantemente se comparaba con otras personas y terminaba perdiendo en la comparación. Me parecía que en el fondo creía que no era digna de la fuerza vital, quizá incluso de la vida misma.

Después de hablar sobre eso, le dije a Pamela lo que yo pensaba que era la razón de sus problemas.

—Me parece que no crees que puedas ser amada —dije—. ¿Tienes alguna idea de por qué puede ser así?

Pamela rio.

—¡Hablas como mi madre! —dijo.

Su respuesta me asombró. ¿Qué demonios le había dicho su madre? Le pregunté a Pamela a qué se refería.

—Nada, mi madre simplemente no podía amarme porque yo era una bebé muy fea. *Quería* amarme, pero la avergonzaba mucho —explicó.

Me dijo que había sido prematura y que había nacido muy delgada. De niña, su madre le dijo muchas veces que cuando iban sus amigos a verla, recién nacida, ella la cubría con una toalla y solo dejaba su rostro visible. «Así no podían ver lo fea que eras», le decía su madre. A eso había que agregarle el hecho de que dos años después de su nacimiento, su madre dio a luz un bebé sano. La eterna «broma» familiar era que Pamela era una bebé fea y su hermano un bebé hermoso; obviamente era más fácil que su madre amara a su hermano.

Mientras hablaba, Pamela hizo consciente lo que para mí ya era claro: no había sido una broma. Era muy doloroso que su madre le dijera eso una y otra vez, y la había afectado profundamente. Ahora se daba cuenta de por qué su autoestima era tan baja y por qué ella insistía tanto en compararse con otras personas, a pesar de lo mucho que le doliera. Terminamos la sesión con un abrazo largo y apretado durante el cual traté de darle a Pamela cada gota del amor que siempre había merecido.

En las sesiones siguientes nos concentramos en los síntomas de Pamela y empezamos a considerar por qué merecía ser amada. Primero, Pamela aprendió a aceptar mi amor. Luego empezó a aceptar el amor de sus alumnos y los padres de estos, todos la adoraban. Por último, pudo empezar a amarse a sí misma y la mayoría de sus síntomas desaparecieron.

Pamela había tenido problemas para recibir amor desde la infancia temprana. Eso puede parecer demasiado pronto en la vida, pero las creencias sobre nosotros mismos y nuestra valía pueden forjarse incluso antes de eso. Quiero que la gente sepa que es digna de amor cada minuto de su vida. Por esa razón he pasado tanto tiempo de mi carrera enfocándome en los nacimientos amorosos.

En 1969 asistí a la plática de un médium psíquico muy conocido en Reino Unido. Mientras hablaba, dibujaba diagramas para demostrar las auras que veía en las personas. Aunque yo no veo auras, casi siempre estoy abierta a escuchar las experiencias que otros tienen del mundo, así que me quedé ahí sentada, escuchando, callada.

Me di cuenta de que, en general, había dos tipos de auras en sus dibujos: algunas estaban contenidas, giraban alrededor de la cabeza y bajaban de nuevo, en tanto que otras se convertían en masas enredadas encima de la cabeza. Le pregunté sobre esto y él explicó que el alma de algunas personas había sido «arropada» cuando nacieron y que eso daba un aura más cohesiva, en tanto que el alma de otras no, por lo que su aura se enredaba.

Nunca he olvidado la imagen de las auras que dibujó, como tampoco la idea de estar «arropado». De inmediato relacioné esta afirmación con los nacimientos amorosos que yo atendía y seguiría haciendo por décadas. He atendido los partos de miles de bebés, a veces hasta dos o tres generaciones en una familia. Cuando recibo bebé tras bebé en mis manos, la gran mayoría por la cabeza, les doy la bienvenida al mundo con una presencia amorosa, asegurándoles que este plano es seguro y amable, y que el retorno de su alma tiene una intención divina. Sostengo su preciosa cabeza en mis manos con reverencia. Les agradezco su llegada. Cuando lo hago, siento que puedo escuchar a los ángeles cantar.

Te invito a que dejes de leer e imagines por un momento tu propio nacimiento. Imagina lo vulnerable y perfecto que eras. Imagina cómo abriste tus pequeños ojos, maravillado y cómo contemplaste el mundo.

Si quieres, imagina que los ángeles cantan.

Escucha cómo aumenta la intensidad de su canto.

Observa a tu pequeño ser bañado en luz dorada, siendo bienvenido a este lugar.

Te pido que hagas este pequeño ejercicio porque, para poder tener acceso al amor propio, es esencial que comprendamos la naturaleza milagrosa de nuestra propia encarnación.

Considera los detalles: tú, precisamente tú, formaste un cuerpo al interior de tu madre y naciste en este mundo. Llegaste aquí con un propósito, con este padre y madre biológicos cuyo ADN se combinó para conformar el tuyo. El viaje de tu alma está moldeado por la persona o personas que te criaron, ya sean esa madre y ese padre, uno o el otro, o alguien diferente. Mientras estés aquí cambiarás el mundo, al menos de pequeñas maneras. Te relacionarás con otras personas y ayudarás a moldear su vida. Crearás belleza. Brindarás tus dones y compartirás experiencias. El efecto que tengas, grande o pequeño, tendrá repercusiones que quizá nunca llegues a comprender.

No importa si crees que tu vida estaba destinada por una fuerza creativa o es el resultado de una larga cadena de eventos aleatorios. De cualquier forma, es maravilloso.

Cuando nos alineamos con la vida, la energía del amor fluye libremente hacia nuestro corazón. Sin embargo, a muchos nos lastiman en la vida, ya sea al momento de nacer, si nuestra alma no es arropada correctamente, o más adelante. Alejarse del amor es una reacción a ese dolor. Pero puede sanarse.

De hecho, tú eres quien puede sanarlo. Aunque otros pueden ayudar, no pueden hacerlo sin tu participación. Tu elección de sanar tus dolores, de arropar tu alma, de maravillarte con tu propia encarnación es fundamental. Es el cerillo en la cueva. Es lo que te permite superar el miedo que te miente sobre tu propia valía y tiene el poder de liberarte.

A veces a la gente le parece tan difícil recibir amor de los humanos que es más fácil empezar con animales. Esto tiene sentido, los animales tienen menos opiniones y es mucho menos probable que nos ofendan. He visto muchos pacientes que empiezan a dejar entrar el amor de un perro, un gato o incluso un caballo. A lo largo de los años he tenido muchos perros; pensaba que era muy importante que mis hijos los tuvieran cuando eran pequeños. Los animales ofrecen amor incondicional y para ellos es fácil adorarnos. Nos recuerdan que somos dignos de amar y ser amados, aunque nosotros lo hayamos olvidado.

Una vez que seas capaz de recibir amor, la salud y la felicidad seguirán. La única respuesta natural es empezar a esparcirlo entre toda la gente con la que te encuentras.

Capítulo 17

DAR AMOR A LOS DEMÁS

DE NIÑA RECIBÍ UNA SÓLIDA EDUCACIÓN en cuanto a dar amor. Mis padres nos amaron mucho y les agradezco que me hayan enseñado a recibir amor, porque me enseñaron mi valor individual. Eso fue parte de su objetivo mayor en la vida: sanar mediante el poder del amor.

Mis padres eran presbiterianos devotos y para ellos el mensaje de Jesús trataba de amor. Hoy me doy cuenta de que las personas han interpretado (y malinterpretado) la cristiandad de distintas maneras. Cuando nos alineamos verdaderamente con los ideales de la caridad y la sanación, la obra misionera es algo hermoso, pero también se ha usado para dañar. Cualquier cosa se puede usar de manera correcta o incorrecta; la religión no es una excepción. En el caso de mis padres estoy convencida de que usaron su fe de manera justa, basados en su compromiso con el amor.

Una noche, de regreso en casa después de pasar unos meses en el campo, mi madre estaba trabajando en su máquina de escribir. Pasaba horas con ese pesado aparato, cargándolo de un campamento a otro. Como yo, mi padre tenía dificultades para leer y escribir, así que mi madre se daba a la tarea de enviar cartas a la misión presbiteriana para informar sobre el trabajo que ellos realizaban con los fondos de la iglesia. Esa noche, en lugar del tecleo constante, escuché que empezaba y se detenía muchas veces. Mi padre tocó la puerta del despacho. Ella le dijo que entrara y, al hacerlo, dejó la puerta entreabierta, lo suficiente para que yo pudiera escuchar su conversación.

Mi madre suspiró al ver las pocas conversiones que habían logrado. Parte de su trabajo consistía en convertir a los locales, en su mayoría hindús, al cristianismo, y bautizarlos. Pero mis padres nunca se enfocaron en esa parte del trabajo; no era eso en lo que invertían su energía.

Mi padre respondió con una lista de algunos de sus logros más recientes curando heridas y enfermedades; le recordó a mi madre la importancia del trabajo que hacían. Atendían a muchas personas que nunca habían recibido tratamiento médico en su vida. Entraban a las colonias de leprosos y tocaban a quienes les habían dicho que eran intocables.

Lo hacían porque su llamado era divulgar su propia versión del Evangelio. Tocar a las personas era fundamental para ejercer su medicina, como lo es en la mía. Curaban con su amor y sus manos, igual que sus queridas historias bíblicas relataban que Jesús lo había hecho.

Junto a la puerta del despacho yo escuchaba cómo mi padre aconsejaba a mi madre; mencionó a unas cuantas personas maravillosas a las que habían ayudado tan solo el mes pasado, hizo un recuento de sus logros: habían extraído un diente podrido doloroso, reparado un hueso mal sanado, tratado la infección de un niño...

—Estamos haciendo un buen trabajo, Beth —dijo.

—Supongo que así es —respondió mi madre—. Quizá no tengamos las cifras, pero lo estamos haciendo.

Mis padres pasaron la mayor parte de su vida atendiendo pacientes en la India, y ambos vivieron una vida larga, feliz y llena de vitalidad. De hecho, hasta llorar su muerte fue difícil porque su vida había sido como una celebración. Los extrañaba, pero no estaba triste por ellos. Al amar plenamente, habían vivido plenamente.

La manera en que mis padres trataban a sus pacientes tuvo una gran influencia en mí, no solo en mi carrera médica sino también en la manera en la que yo he tratado a los seres humanos mi vida entera. Me enseñaron a amar *absolutamente a todos*.

Quiero aclarar que amar a todos no significa que debamos estar de acuerdo con todos. No significa que aprobemos todo lo que todos hacen ni que necesariamente queramos pasar mucho tiempo con ellos. *Amar* es una energía que va más allá de la *simpatía*. He tenido muchos pacientes que no me caían bien y estoy segura de que a mis padres les sucedía lo mismo. Pero si no puedo amar a alguien, considero que es mi problema, no el de la otra persona, así que busco una manera de amarla. Me esfuerzo en encontrar cualquier cosa, por pequeña que sea, que tenga en común con ella, quizá ambos amemos a nuestros hijos o disfrutemos el paisaje desértico. Si no puedo encontrar eso, busco algo que me guste de la persona, por trivial que sea, quizá su peinado o su manera de abrazar. Siempre veo que mi amor quiere crecer, solo necesito crear un entramado donde pueda hacerlo. Amar es dejar fluir la energía para que entre y salga de nuestro corazón libremente, sin detenerla. Visto de esta manera, el amor es parte clave de nuestra salud y bienestar. Es esencial.

Incluso cuando entendemos esto, la vida siempre nos lanza algo inesperado que nos estremece hasta la médula. En esos momentos el miedo puede apoderarse de nosotros, aunque estemos bien versados en el amor. Una vez que logramos que el amor fluya en nuestro corazón, ¿cómo resistimos la tentación de caer otra vez en el miedo?

Capítulo 18

EL AMOR Y LOS MILAGROS

Quizá ya llevas algún tiempo trabajando en el amor y has progresado en tu capacidad para dar y recibirlo. De pronto, algo inesperado sucede: te corren del trabajo, tu empresa cae en bancarrota, una relación se desmorona o alguien enferma. Parte de usar el amor como medicina significa buscar el amor incluso, o quizá sobre todo, en esos momentos oscuros.

El siguiente es un ejemplo que he visto muchas veces como médica: la salud de un paciente se desequilibra, el paciente se encierra en el miedo y se aleja de su cuerpo físico al desconectarse de él, o lo convierte en su enemigo. Esto es particularmente cierto cuando sentimos que nuestro cuerpo nos traiciona o está a punto de traicionarnos.

Una de mis pacientes, Carolyn, tenía problemas para quedar embarazada. La concepción no era fácil para ella y llevar el embarazo a término, mucho menos. A pesar de nuestro mejor esfuerzo por ayudarla a tener un bebé, había tenido cinco abortos; todos ocurrieron alrededor del mismo punto de gestación.

Se embarazó por sexta vez y mi optimismo fue cauteloso. Parecía progresar con normalidad, pero luego empezó a sangrar en el mismo momento en que había sufrido antes los abortos. Entró en pánico y me llamó. Tenía mucho miedo y no sabía qué hacer.

—Estoy segura de que voy a perder a este bebé —sollozaba—. Me siento tan impotente, como si no pudiera hacer nada para evitarlo.

Yo no sabía si podría salvar a su bebé, pero estaba segura de que si ella no lograba disminuir su miedo, tendría que aumentar su amor.

—Lo que más necesita tu bebé ahora es tu amor —le dije—, y eso es cierto, sin importar si vive o muere.

Por supuesto que no podía decirle a Carolyn que no tuviera miedo, era natural que estuviera aterrada. Pero podía ayudarla a enfocarse en el amor.

Le dije que se pusiera aceite de ricino en el abdomen y tuviera una conversación con el alma de su bebé, que le dijera lo mucho que quería traerlo al mundo y que le suplicara que se quedara.

—Habla con tu hijo —le dije—. Están juntos en esto.

Carolyn pasó la tarde hablándole a su hijo. Le explicó por qué ella y su esposo querían tener un bebé y cuánto amaban ya el cuerpo que se estaba formando en su útero. Le rogó al alma de su bebé que se quedara, pero le dijo que ella aceptaría lo que él decidiera; no dejaría de amar a su bebé, pasara lo que pasara.

Para la mañana siguiente ya había dejado de sangrar. Vino a hacerse un ultrasonido y yo verifiqué la actividad cardíaca. El bebé estaba vivo.

Conforme pasaron los meses, el embarazo de Carolyn parecía progresar sin problemas. Su hijo llegó a término y yo tuve la fortuna de atenderla en el parto. De nuevo escuché a los ángeles cantar. Pero cuando pasé la mano por el rostro del niño, me quedé sin aliento.

Tenía la cicatriz del labio y el paladar hendidos, algo que en ese entonces llamábamos «labio leporino». Es un padecimiento grave que puede requerir muchas cirugías para corregirlo. Nunca había visto uno que sanara solo, pero parecía que este bebé lo había hecho. Le sonreí a Carolyn al recordar la noche que conversó con su hijo.

—¡El gran cirujano estuvo trabajando! —exclamé, pasándole a su bebé perfecto.

Más tarde regresé y revisé las etapas del desarrollo fetal para refrescar mi memoria. El momento en el que Carolyn sangró y rezó con su hijo fue el momento exacto en el que se forma el paladar blando. Todo me llevaba a creer que no solo se había amado a ella misma para sanarse, sino que también había ayudado a sanar al hijo que llevaba en el vientre.

Creo firmemente que el hecho de que Carolyn le diera amor a su hijo fue lo que lo mantuvo vivo. Lo consiguió al alejarse de la oscuridad de su miedo, a pesar del alto riesgo, y reconectarse con la luz más fuerte que tenía a su disposición; en este caso, el amor que sentía por su hijo.

He visto a muchas otras pacientes hacer lo mismo. Hace varios años, mi amiga Evelyn se preparaba para caminar un largo tramo en la peregrinación del Camino de Santiago. Era el sueño de su vida y llevaba mucho tiempo imaginando cómo iría de pueblo en pueblo, durmiendo en casas de huéspedes y comiendo comidas sencillas en la campiña española.

De pronto, se lastimó la rodilla y casi no podía caminar. Vino a verme muerta de pánico.

—Doctora Gladys, ¿y si no puedo hacer el viaje? —preguntó—. Llevo años planeándolo. Vamos a caminar muchos kilómetros todos los días en senderos accidentados. Necesito que mi rodilla esté fuerte ¡y no sé cómo va a sanar a tiempo!

—Dile a tu rodilla lo que necesitas que haga y por qué —le aconsejé—. Luego ámala para que sane. Habla con tus células madre. Fortalécelas con amor y fe.

Evelyn pasó los siguientes meses rezando y meditando para que su rodilla sanara para un propósito expreso: completar la misión espiritual que había soñado por años.

Nunca sabremos si eso fue lo que curó su rodilla o no. Nunca sabremos cómo habrían salido las cosas si no hubiera rezado. Pero sí sabemos que caminó la parte del recorrido que siempre quiso con una rodilla sin dolor y funcional, y además con una renovada dedicación por su objetivo. Su contemplación hizo que el viaje fuera aún más significativo porque incluso antes de empezar, había terminado un ejercicio con una gran fe.

La verdad sobre la vida es que hay mucho que no sabemos. Cuando recibimos malas noticias, no sabemos cómo vamos a encontrar la esperanza. Pero solo creer da poder, marca el momento que elegimos, nos catapulta lejos del miedo y hacia el amor. Solo esto puede curar lo que nos aflige. Y, aunque no lo haga, le brinda a nuestra vida más significado y felicidad.

De hecho, elegir el amor en lugar del miedo es un milagro en sí mismo. Y en ocasiones crea también otro tipo de milagros.

Susan, cuyo trágico accidente automovilístico compartí en el capítulo 13, lo vivió. Cuando estaba con ella en la cama del hospital sentí su miedo y con ternura le ofrecí una elección: ¿qué iba a hacer en esta circunstancia aparentemente imposible? Yo sabía que ella tenía que llegar a su propia visualización, una que funcionara para ella, igual que mi maletín de herramientas cuando tuve cáncer de mama. Tenía que ser por completo real para ella y tenía que estar basada en el amor.

Empecé por explicarle cómo sanan los huesos. Le hablé de los osteoblastos, que crean conexiones entre las células del tejido óseo; y los osteoclastos, que las destruyen. Le expliqué el papel de los péptidos y el hecho de que los huesos saben cómo sanar si se les da la oportunidad.

—Tu cuerpo puede sanar —le aseguré—. Puede que no sea fácil, pero es posible. Elige ver tu hermoso cuerpo sano y fuerte.

El accidente de Susan ocurrió poco tiempo después de que el huracán Katrina azotara Nueva Orleans; en las noticias solo pasaban historias de los planes para reconstruirla. Mientras estaba ahí inmovilizada, Susan pasaba mucho tiempo pensando en Nueva Orleans. Veía cómo la construían día tras día. Su mente no tenía nada más que hacer, así que imaginaba cómo construían caminos y edificios. Al principio me explicó que no sabía por qué esa visualización le vino a la mente; no lo relacionaba con nuestra conversación. A ella le parecía una obsesión extraña producto de su aburrimiento.

Con el tiempo, los doctores empezaron a notar que estaban sucediendo cosas extrañas. De alguna manera, la columna vertebral de Susan empezaba a sanar de una forma que ellos jamás habrían imaginado.

Susan se dio cuenta de que su extraña obsesión era en realidad una visualización. Aumentó su práctica al entender que la «ciudad» que reconstruía en su mente era, de hecho, el tejido óseo de su columna vertebral. Veía cómo los trabajadores construían edificios y puentes, sus osteoblastos; y cómo sacaban carretilla tras carretilla de escombros, sus osteoclastos. Con el tiempo, su equipo médico le quitó el yeso. Pudo sentarse y más tarde pasar a una silla de ruedas.

Un año después del accidente empezó a caminar de nuevo.

En la medicina viva trabajamos constantemente para dar y recibir amor. Encontramos la manera de que esta búsqueda nos dé vitalidad. Cuando hacemos que el amor forme parte de nuestra existencia cotidiana, perpetuamos la vida.

Esto sucede a gran escala en la medida en que aceptamos cada vez más amor del mundo, que le permitimos que aterrice en nuestro corazón y empezamos a irradiarlo hacia las personas a nuestro alrededor. Esto también sucede a pequeña escala, cuando aprendemos a amar cada parte de nuestro ser. El alimento que ingerimos es importante hasta un nivel celular, y no necesitamos esperar hasta estar sufriendo para empezar a ofrecernos amor como medicina.

Práctica

AMARTE A TI MISMO HASTA SANAR

1. Primero, tranquilízate; y luego, deja que salga una queja a la superficie. Podría ser algo físico, un problema médico o una lesión leve, incluso algo emocional como una relación que no funciona.

2. Considera tu queja y espera hasta que surja una imagen para encapsularla. No lo pienses demasiado, solo deja que llegue lo que tenga que llegar. La imagen puede moverse o estar fija. Puede ser una cosa, un lugar, incluso una persona. Una vez que tengas la imagen, tómate un momento para mirarla bien. ¿Qué formas, colores y texturas surgen?

3. Pregúntale a la imagen: «¿Qué tienes que mostrarme? ¿Qué necesitas?». ¿Es información sobre tu salud física o mental, el recorrido de tu alma, tus relaciones? De alguna manera, tu mente te ofreció esta imagen para enseñarte algo. ¿Qué es? Quizá encuentres una respuesta o incluso más de una.

4. Ve tu imagen envuelta en amor, sostenida por el amoroso abrazo incondicional del universo entero. Escucha a los ángeles cantar de nuevo, igual que

como lo hicieron el día que naciste. Agradece a la imagen y permite que desaparezca.

5. Ahora es momento de un abrazo. No lo evites, aunque te sientas un poco tonto al hacerlo, ¡es una práctica que transforma! Coloca cada mano en el hombro opuesto, cruzando los brazos frente a tu corazón, y echa los hombros hacia adelante. Deja caer la barbilla cuando lo hagas, aprieta las manos y date un buen abrazo. Date un abrazo tan fuerte como puedas, como se lo darías a cualquiera que lo necesitara.

6. Mientras te abrazas, considera cómo está tu corazón. Evalúa dónde está hoy, ¿cuánto puedes y cuánto te mereces amar? Recibe la respuesta sin juicios. Puedes repetir este gesto, abrazarte, en cualquier momento en que quieras saber cómo fluye el amor a través de ti.

SECRETO 4

NUNCA ESTÁS VERDADERAMENTE SOLO

Capítulo 19

LA VIDA ES CONEXIÓN

MIS RECUERDOS PREFERIDOS de la infancia provienen de nuestros campamentos de invierno. Yo amaba la idea de que todos tuviéramos un trabajo asignado y que este fuera alegre. Amaba la idea de que todos confiáramos en todos. Amaba saber que estábamos lejos de los otros, pero juntos, conectados. Pienso con cariño en esa época; inculcaron en mí una fe sólida en la comunidad.

Una noche, reunidos alrededor de la mesa en la tienda de campaña familiar, nos divertíamos con juegos de palabras después de la cena, cuando Ayah entró.

—El sadhu está aquí —anunció, sonriendo.

Los sadhus hindús eran comunes en la India, pero menos comunes en nuestro campamento y yo sabía exactamente de qué sadhu hablaba. Los cinco niños nos pusimos de pie de un salto, Gordon era tan pequeño que quizá ni siquiera sabía por qué saltaba; salimos corriendo, nuestros padres detrás de nosotros.

Era un hombre alto de ojos oscuros y penetrantes que irradiaban misticismo antiguo. Hoy sé que estaba en presencia de un alma profundamente vieja, aunque hablar así me hubiera parecido una blasfemia en ese tiempo. Sadhu Sundar Singh era un cristiano convertido que se negaba a aceptar la visión anglicana de la cristiandad. Creía que la mejor forma de divulgar su fe en la India era sencillamente actuar igual que Jesús y seguir siendo por completo indio al hacerlo. Se vestía con el *dhoti* color azafrán de los sadhu, con la cabeza envuelta en un turbante y barba larga. Sonrió al vernos.

—Los he extrañado, niños —dijo.

Sadhu Sundar Singh venía a visitar nuestro campamento todos los inviernos después de pasar los veranos en Tíbet. Siempre viajaba a pie y se quedaba una o dos semanas con nosotros, comiendo buenas comidas y deleitando a los niños del campamento con canciones e historias. La gente gravitaba de manera natural hacia él; su sola presencia facilitaba la conexión. Yo lo imitaba y sabía que, cuando creciera, quería atraer a otros hacia mí también. Como él, quería derramar mi amor en los niños, llevar esperanza a todos los que me conocieran y contar mis relatos con alegría a quien quisiera escucharlos. Quería vivir mi verdad por medio de la conexión con otros.

En la esfera fundamental, todos estamos conectados. Es fácil olvidarlo y vernos como entes separados. Después de todo, yo soy yo, envuelta en mi propia piel; y tú estás allá, envuelto en la tuya. Sin embargo, somos seres sociales y dependemos unos de otros para sobrevivir. No importa cuánto nos esforcemos por separarnos, somos parte de una comunidad, para bien o para mal. Somos parte de una familia, una cultura, un país, un continente, una especie. Nos conectamos mediante experiencias y genes compartidos. Compartimos el aire que respiramos, literalmente.

Quizá seamos entes separados, pero estamos en una comunidad. Tenemos una fuerza vital colectiva. Así como nuestra fuerza vital individual requiere que la atendamos, esta fuerza vital colectiva también lo necesita.

La primera vez que tuve esta idea fue en 1969, cuando Bill y yo viajamos a Israel a visitar un *kibutz*. Esa noche nos quedamos despiertos hasta tarde, llenos de energía; hablamos de lo que habíamos visto: cómo todo en la comunidad estaba interconectado. Todos tenían un propósito, una labor. Lo que los niños hacían en la escuela tenía que ver con lo que sucedía en la granja, en la clínica o en la cocina. Todos contribuían y recibían la fuerza vital colectiva.

Ese viaje fue en parte la inspiración del programa Baby Buggy que instauré con la enfermera-partera Barbara Brown en las décadas de los setenta y ochenta. El programa incentivaba los nacimientos asistidos en casa, donde las mujeres podían ser atendidas en la comodidad de su hogar por sus seres queridos, así como por profesionales capacitados. Estacionábamos nuestra camioneta especialmente equipada en la entrada de la casa de la mujer que iba a parir mientras monitoreábamos su progreso. Si era necesaria una intervención o transporte médico, teníamos todo lo que necesitábamos. En la mayoría de los casos, el Baby Buggy solo se quedaba ahí estacionado, mientras las mujeres daban a luz a bebés sanos y felices en casa. En algunos casos la usábamos para transportar a la madre, al bebé o a ambos al hospital. En todos los casos, nuestra camioneta, con su cigüeña gigante pintada a un costado, enviaba un claro mensaje de comunidad: ¡está llegando una nueva alma! ¡Bienvenida!

En nuestra época moderna, parece que el verdadero sentido comunitario es escaso. Incluso antes de la pandemia, muchos reportajes de medios de comunicación informaban de manera precisa que estábamos en una crisis de soledad. Tres años de distanciamiento social solo han agudizado esta situación. Es irónico que en las sociedades más ricas y privilegiadas muchas personas se sientan más solas que nunca. La soledad se ha identificado como un problema en numerosos países y en diferentes grupos demográficos.[11] Este sentido de desconexión causa estragos en el cuerpo. Un estudio de la Universidad Brighman Young mostró que sentirse solo tiene el mismo efecto en la longevidad como fumar quince cigarros al día.[12] Las relaciones sociales precarias aumentan el riesgo de enfermedades cardíacas un 29 % y de apoplejía un 32 por ciento.[13]

Al mismo tiempo, los datos muestran que nuestras conexiones sociales nos ayudan a prosperar. La escritora Ashton

Applewhite ha afirmado que la conexión social es uno de los indicadores principales del envejecimiento feliz y saludable. También recomienda amistades multigeneracionales, una idea que ha hecho eco en numerosos estudios que muestran los efectos positivos de pasar tiempo con niños pequeños para la gente mayor que enfrenta dudas sobre su propósito en la vida.[14] Si bien el matrimonio en general se asocia con una disminución de riesgo de enfermedades cardiovasculares, los matrimonios problemáticos se asocian con un aumento del riesgo.[15] Según el estudio de Harvard Study of Adult Development sobre el desarrollo de los adultos, la calidad de nuestras relaciones a los cincuenta años es el mejor indicador de nuestra salud y bienestar a los ochenta.[16]

La vida proviene de nuestra conexión, está apoyada por nuestra conexión y crea conexión. Somos más felices y más sanos cuando contribuimos y aprovechamos nuestra fuerza vital colectiva. Esta idea es la base del cuarto secreto que tengo para ti: *Nunca estás verdaderamente solo*. **Conectar con nuestra comunidad amplía nuestra fuerza vital individual al realinearla con la fuerza vital colectiva.**

Esto significa que, al aceptar los intentos de otras personas para conectar con nosotros, prosperamos. Y puesto que la conexión es algo que ofrecemos y aceptamos, nosotros mismos determinamos la salud de nuestra comunidad. Cada uno de nosotros es responsable de crear una red de apoyo para sí mismo. Al hacerlo, contribuimos a la red general que apoya a otros. Dar no es altruista, puesto que nos damos a nosotros mismos. Como dijo mi hijo Bob cuando era un niño: «Oye, mamá, ¡creo que ya lo entendí! Si hago un amigo y él hace un amigo que a su vez hace un amigo, ¡dará la vuelta al mundo y regresará hasta mí!».

He visto comunidades prósperas en todo el mundo. He advertido el gran sentido de alegría comunitaria en grupos de personas que trabajan juntas, incluso, o quizá en particular, frente a grandes problemas. No es necesario que la gente sea perfecta ni hace falta tener mucho dinero para ayudar a que el grupo prospere; se requiere trabajar con lo que tenemos y encontrar la manera de que eso sea suficiente.

Me criaron para creer en el poder de la conexión. Provengo de una familia sólida y de una comunidad dinámica en la que la gente se ayudaba entre sí y estaba conectada. Sigo creando una familia floreciente, a pesar de que hemos enfrentado muchas situaciones difíciles, y siempre me he involucrado con el mundo a mi alrededor. Le doy prioridad a mis relaciones sociales porque sé qué se siente en todo mi ser cuando doy y recibo de otros.

Sospecho que tú también sabes qué se siente. Espero que al menos una vez en tu vida te hayas sentido completamente apoyado. Espero que hayas tenido la oportunidad de haber apoyado alguien en algún momento y hayas sentido esa conexión. Si es así, quizá recuerdes la energía que te brindó. Quizá recuerdes cómo la fuerza vital renovada se movió en tu interior y te impulsó hacia adelante. El aumento de esa fuerza vital indica la importancia de la comunidad.

Durante décadas he tenido un sueño firme: una Aldea para la Medicina Viva en donde sanar, vivir y aprender sean uno solo. En cierto sentido, mi visión se basa en los campamentos de mi infancia; en otro, es un paradigma completamente nuevo en el que las personas vivan y trabajen juntas para sanar. Somos seres sociales, estamos destinados a estar juntos. Así es como prosperamos.

Aunque muchos de nosotros lo sabemos a nivel intelectual, cada vez es más y más difícil ponerlo en práctica. Estados Unidos (así como gran parte del mundo) se está dividiendo en ideologías. Los miembros de la familia no son capaces de conectarse entre ellos y deciden pasar las vacaciones y fiestas cada uno en su rincón. Cada vez más matrimonios terminan en divorcio. Nuestra casa y jardines se hacen más grandes al tiempo que nos aislamos en nuestros dispositivos electrónicos individuales. Entre más tenemos, más tiempo pasamos retirados. Incluso si *queremos* establecer contacto, al menos en teoría, sentimos que es demasiado difícil que nuestras necesidades sean satisfechas. Quizá incluso hemos olvidado cómo hacerlo.

Mientras veo cómo sucede todo esto a mi alrededor, no puedo evitar preguntarme: si disfrutamos la conexión y sabemos que es buena para nosotros, ¿por qué la evitamos?

Capítulo 20

ACEPTAR LA IMPERFECCIÓN

CUANDO NACIÓ MI PRIMER HIJO, Carl, vivía en Cincinnati y me había hecho amiga de una joven madre que vivía al final de la calle y tenía un hijo de la misma edad. Ambas éramos internistas en el mismo hospital y teníamos algunas cosas en común. Carl y Harry empezaron a jugar juntos tan pronto como tuvieron la edad suficiente para bajarse de nuestro regazo. Se llevaban bien, pero cada uno se entretenía con juegos diferentes, en parte porque nuestro estilo de crianza era muy distinto. Carl era muy aventurero; Bill y yo lo animábamos a que gateara, escalara y se ensuciara. La madre de Harry lo mandaba a jugar con guantes y a veces hasta con una correa.

En la actualidad existe mucha información disponible que explica a los jóvenes padres la importancia de dejar que los niños se ensucien un poco. La mayoría de las personas saben que un entorno excesivamente estéril no es ideal para el desarrollo de sus hijos. Pero la capacitación médica de la madre de Harry se enfocaba en la teoría de los gérmenes, que se trataba únicamente de matar enfermedades, y ella hacía lo mejor que podía con la información que tenía. Como a tantas otras mujeres, le habían enseñado que había cosas específicas que podía hacer para ser una «buena mamá», y alejar a su hijo lo más posible de los gérmenes era una de ellas.

Tanto Harry como su madre también eran pacientes míos. Los veía mucho porque Harry se enfermaba con mucha frecuencia. Tenía toda suerte de bichos, a pesar de los mejores esfuerzos de su madre. Una vez, cuando Carl jugaba en la tierra mientras Harry estaba sentado y lo veía, ella me preguntó:

—¿Por qué Carl casi nunca está enfermo y Harry va a verte tan seguido al consultorio? ¡Lo cuido tanto!

Reí y le expliqué que era posible que Carl tuviera un sistema inmune más fuerte. Lo exponía al mundo y era más resiliente a él.

Esta historia no es extraordinaria en sí misma. Sin embargo, cuando se considera como una metáfora, tiene mucho que enseñarnos. Hay algunas cosas que son verdaderamente dañinas —estufas calientes, acantilados, serpientes venenosas— y la madre de Harry habría tenido razón en protegerlo de eso. Pero ella llevaba el cuidado muy lejos y el niño padecía los resultados. Así es precisamente como funciona la comunidad. Sí, algunas personas pueden lastimarnos mucho, eso es verdad. Pero cuando nos sobreprotegemos de otros, nos apartamos de las interacciones que podrían ayudarnos. Nacimos en un mundo lleno de gente porque estamos hechos para estar rodeados de ella, con todo el desorden que eso implica.

A menudo no interactuamos con otros porque no queremos ensuciarnos las manos. No queremos lidiar con lo que consideramos defectos en los otros. Queremos protegernos para no decepcionarnos. Pero en el proceso, nos perdemos de la vida.

Las ventajas modernas lo han facilitado: básicamente hemos esterilizado nuestra vida de la incomodidad de «necesitarnos» los unos a los otros. En la actualidad, si económicamente nos sentimos cómodos, ordenamos todo nuestro mundo para no tener que pedirle nada a nadie. En lugar de los vecinos, las aplicaciones nos ayudan a recoger el coche del mecánico o llegar a la cita con el doctor. En una noche ajetreada podemos pedir la cena para que nos la entreguen en minutos. Podemos contratar a personas para que saquen a pasear al perro, nos traigan muebles y laven nuestro coche con el clic de un botón. Entre más progresamos, más elegimos la conveniencia de no tener que pedirle nada a nuestros vecinos y amigos. Estamos creando una comunidad de alquiler.

Lejos están los días en los que pedíamos una taza de azúcar, y ni hablar de construir un granero con los vecinos.

Quizá sueno como una anciana que se queja de cómo ha cambiado el mundo, pero de lo que estoy hablando aquí es mucho más importante: necesitamos pedir tazas de azúcar. Nos beneficiamos al edificar un granero. Vivir juntos de esta manera nos obliga a conectarnos, así sea a pequeña escala. En el pasado, nuestras interacciones desordenadas y frecuentes garantizaban que conociéramos a nuestros vecinos y comprendiéramos lo que pasaba en la vida de los demás. Nos mantenían vitales al salvarnos del aislamiento.

La vida moderna nos permite reducir cada vez más las interacciones del día a día, apoyando este esfuerzo con la idea de que somos más felices si interactuamos con otros solo cuando queremos hacerlo. Sin embargo, reducir nuestras interacciones es muy costoso. Perdemos mucho cuando no nos conectamos con la comunidad. Nos perdemos una parte fundamental de ser humanos.

Elegir la comunidad tiene sus compensaciones. En primer lugar, está menos controlada. Lo viví en 1958, cuando Bill y yo nos mudamos a nuestro segundo hogar en Arizona. Era una gran casa de adobe casi indestructible, perfecta para nuestra gran familia de siete miembros, que rápidamente se convirtió en ocho. Cenábamos juntos todas las noches y casi siempre reuníamos hasta quince personas alrededor de nuestra gran mesa de roble. No nos preocupábamos por tener la casa impecable ni por que la comida fuera perfecta, se trataba sobre todo de estar juntos.

La gente iba y venía de esa casa con tanta frecuencia que, una vez, cuando hubo una serie de robos en el vecindario, la policía tocó nuestra puerta para advertirnos que cerráramos bien esa noche; en ese momento nos dimos cuenta de que aunque los ocho vivíamos ahí, nadie tenía la llave. En esos años, mi marido y yo acogíamos a menudo a recaudadores de fondos de distintas organizaciones que fundamos y apoyábamos. También organizábamos pláticas con profesionales médicos y sanadores con antecedentes muy variados, la mayoría de los cuales se quedaban algunos días para sostener pláticas menos formales alrededor de la mesa. Y casi todos los días le dábamos la bienvenida a una estridente horda de niños del vecindario.

Al considerar lo que valorábamos como padres, Bill y yo elegimos hacer de nuestro hogar un lugar en el que tanto los niños como los adultos pudieran venir a divertirse y ser ellos mismos. Al hacerlo, renunciamos a la tranquilidad, la calma o una casa impecable. Quizá fueron años caóticos, pero no me arrepiento. Para crear una comunidad es necesario permitir un poco de caos.

Una tarde encontré en la tina un momento para relajarme del estrés de la maternidad y del trabajo. Nuestro baño tenía dos puertas, una daba a una recámara y la otra al despacho de Bill. Cuando empezaba a cerrar los ojos y relajarme en el agua, la puerta a la recámara se abrió de par en par. Un niño con los ojos desorbitados entró al baño, cruzó corriendo y salió por la puerta del despacho. En cuanto cruzó la puerta, una niñita llegó corriendo detrás de él y lo siguió hasta el estudio. Luego pasaron otros: uno más grande, después otro despeinado y en quinto lugar uno pequeño y travieso. En un momento diez niños pasaron corriendo por el baño, frente a la tina y por la otra puerta. Solo tres de ellos eran míos y ninguno se dio cuenta de que yo estaba ahí. Por una parte, estaba molesta; ahí estaba, desnuda en la tina, tratando de relajarme un momento; por otra, me maravilló el hogar alegre y ruidoso que había podido crear para mis hijos.

Aceptar a otros en nuestra vida significa que las cosas van a ser un poco desordenadas y caóticas. No podemos vivir en comunidad y esperar que todo sea perfecto o exactamente de la manera como queremos que sea. Sin embargo, hay una ganancia muy importante que se puede obtener de la imperfección. Entiendo el deseo de controlar; cada uno de nosotros tiene su propio camino y queremos estar a cargo de cómo recorrerlo. Pero la belleza es que nuestro camino puede cruzarse con el camino de los demás y lo hará. Esto puede ser algo hermoso; podemos compartir la forma en la que recorremos nuestro trayecto, podemos decirles a otros lo que hemos aprendido y adónde vamos, podemos aprender de ellos. Desde cierto punto de vista, podría considerarse estresante, pero a corto plazo, el estrés agudo puede ser bueno. Eso no significa que debas pasar mucho tiempo con personas que siempre son negativas o abusivas: el estrés continuo, por supuesto, provoca muchos problemas. Sin embargo, algunas investigaciones sugieren que un poco de estrés puede tener un efecto positivo en general.[17]

Cuando tratamos de crear un mundo estéril, desprovisto de las imperfecciones y las molestias de la interacción humana, trabajamos en contra de nuestra propia fuerza vital y nos hacemos más débiles, como el pequeño Harry con sus guantes.

Sin embargo, vivimos en una sociedad que intenta convencernos de que nos tiene que gustar todo de todos para poder llevarnos bien. En un mundo tan polarizado, esta suerte de proceso de pensamiento dificulta que sepamos de quién hacernos amigos. Si una comunidad es tan importante, ¿cómo podemos empezar a construirla?

Capítulo 21

ENCONTRAR A TUS AMIGOS

Como escribí en el capítulo 17, intento amar a todos, pero eso no significa necesariamente que todos me *caigan bien*. Del mismo modo, puede ser útil encontrar una manera de ser amigo de todos, a distintos grados. Cuando nos comprometemos a ser amigos de todos podemos aceptarlos y tener una suerte de amistad con ellos sin importar quiénes son o en qué creen. Es posible encontrar al amigo en ellos, aunque sea una pequeña parte de quienes son.

Elisa, una estudiante universitaria, fue a su casa para pasar las vacaciones de invierno cuando vino a consulta por una pequeña dermatitis atópica en el codo. Su madre había sido mi paciente por años, así que yo conocía a Elisa desde que era niña y, aunque era ansiosa, en general se relajaba después de uno o dos minutos. Pero esta vez su abrazo fue diferente, como si no estuviera por completo presente, e incluso después de que sostuve su brazo para examinarlo, sus glándulas suprarrenales parecían activas. Aunque estaba sentada, quieta, sus ojos miraban hacia todas partes y su brazo temblaba un poco en mis manos. La dermatitis atópica, como lo saben quienes han tenido que combatirla, a menudo se exacerba debido al estrés.

—Puedes untarte un poco de aceite de ricino y eso ayudará, pero llámame si no ocurre así y te recetaré un esteroide —dije. Luego pasé las manos por su brazo, le sostuve la mano y le di un pequeño apretón—. Elisa, ¿qué es lo que realmente está pasando?

Sentía su mano fría en la mía y esperé darle un poco de calor.

—Nada, regresar a casa para las vacaciones no fue lo que esperaba, eso es todo —dijo bruscamente—. Está bien, ya acabarán las vacaciones y regresaré a la escuela.

—¿Cómo pensaste que sería? —pregunté, tratando de imaginar qué pasaba en su familia.

Explicó que su familia estaba bien y al hablar de lo que estaba en orden bajó sus defensas. Luego admitió la verdad:

—Es solo que es un poco extraño con mis amigos. Quiero decir, con mi mejor amiga, Chloe. Se fue a vivir con su novio, yo vivo en la universidad, nuestra vida es muy diferente ahora. Lo que pasa es que yo trato de comunicarme con ella, pero ya no tenemos nada en común. Se ha convertido en algo muy superficial, ¿sabe?

—Lo sé.

—Y no me interesan las amistades superficiales. Me parecen una pérdida de tiempo y energía. Así que no sé si perdí mi tiempo con ella o no, o si lo estoy perdiendo ahora... es un poco difícil... supongo.

Le sonreí a Elisa. Su mano se había calentado un poco; hablar de lo que pasaba la había devuelto un poco a la vida. Le conté sobre mis queridos amigos de la infancia, ahora que éramos adultos algunos conectaban conmigo y otros, no. Le hablé de Peter, mi amigo de toda la vida, con quien crecí en la India y que se casó con mi querida amiga Alice en Cincinnati y terminaron siendo mis vecinos en Arizona.

—Algunos amigos permanecen, otros se van y regresan. Es cierto que algunas buenas amistades se acaban, pero todas valen la pena, nunca son un desperdicio. Piensa en las flores de primavera que tenemos en Arizona —dije, haciendo un gesto hacia el paisaje que se veía por la ventana—. Mira esas margaritas africanas, sus raíces son superficiales y solo florecen unas cuantas semanas. Pero las raíces de un saguaro son profundas, lo suficiente para soportar los fuertes vientos y la sequía. Ninguna de estas plantas es más hermosa que la otra, pero ambas hacen que este lugar esté vivo. Tu amistad con Chloe no ha terminado, solo cambió.

Conforme Elisa y yo hablábamos, le expliqué que algunas amistades están destinadas a ser profundas y durar décadas. Son personas en las que confiamos cuando las cosas se ponen difíciles. Otras amistades son cortas, sirven para un propósito específico y mueren naturalmente. Otras, ya sea que duren años o minutos, permanecen superficiales. Son amables y positivas, pero en relaciones como estas nunca nos conocemos a profundidad. Conozco a miles de personas y, a cierto nivel, las considero a todas amigas.

—A ti también te considero una amiga —le dije a Elisa y sonrió—. Eres más joven que yo, y como eras una niña cuando yo ya era adulta, puede parecerte extraño pensarlo así. Pero no tengo idea de la edad de tu alma, y tú tampoco de la mía. No sé cómo nos conoceremos en el futuro. La verdad es que cualquier cosa es posible, como con tu amiga Chloe.

Le apreté la mano.

—Pensé que Chloe sería mi mejor amiga para siempre... y quizá lo seremos, quizá no. —Elisa suspiró—. Es que no quiero ser la única que se esfuerce.

—Parece que es muy estresante para ti —agregué.

—Lo es. Pero pienso que si yo dejo de esforzarme por que pase algo me sentiría menos estresada. Que pase lo que tenga que pasar.

—Exactamente. Puedes esforzarte por tener contacto con ella, pero no puedes controlar lo que va a pasar.

Hablamos un poco más y Elisa se tranquilizó con esta idea. Aceptó llamar a Chloe de nuevo cuando ambas estuvieran en casa en las vacaciones, y me despedí de ella. Nunca me llamó para pedir la crema de esteroides, así que imaginé que el aceite de ricino (y quizá la plática) habían funcionado.

Encontré una manera de ser amiga de todos al buscar amistad con ellos. Encuentro el punto, aunque sea uno, en el que nuestra fuerza vital fluya en coordinación y en eso me apoyo. Esto puede crear una interacción larga o corta, puede ser profunda o somera. De cualquier manera, en esa interacción somos amigos. Un día a la vez.

Para crear una comunidad sólida de amigos, empieza con las personas cercanas a ti: tus vecinos. Luego sigue con la gente con la que interactúas a nivel profesional, las personas que son amigas de tu familia, los trabajadores del supermercado y de la gasolinera, los dentistas, abogados fiscales y cuidadores de perros en tu vida. Sé amigo de niños, adolescentes y ancianos. Hazte amigo de todos, aunque sea de manera limitada, y apóyate en esa amistad. Solo se requiere un poco de amabilidad y curiosidad; tienes que buscar la parte de ellos con la que puedes amistarte y continuar a partir de ahí.

También es importante permitir que el flujo universal envíe a nuevas personas en tu dirección. Pregúntate: ¿quién ha cruzado mi camino últimamente? ¿Quién necesita mi atención y mi amor? Si mantenemos los ojos abiertos para notar quién viene en nuestro camino, quién nos necesita o quién tiene algo que ofrecer, nos abrimos a que el universo nos hable a través de otras personas.

Existe un peligro al pensar que tenemos que estar de acuerdo con todo para poder disfrutar la compañía de otro. Esto nos empuja a todos a los extremos. Es natural que cuando la vida de alguien se parece a la tuya sea más fácil encontrar puntos en común para conectar. Pero en ocasiones la gente más diferente de nosotros nos ayuda a ver las cosas de forma distinta. Eso significa que hay un gran significado en interactuar con personas que no nos caen muy bien. Cuando nos acercamos con curiosidad a quienes piensan muy diferente de nosotros, en lugar de condenarnos, crecemos.

Cuando me mudé a Ohio me sentía como pez fuera del agua. Las mujeres que tenían lo mínimo se quedaban en casa con sus hijos y las que tenían todavía menos trabajaban, pero ninguna de ellas tenía la educación que yo tenía y ninguna trabajaba por elección. Me sentía la excepción; yo había ido a la universidad y me parecía que yo era la única persona en Ohio (aparte de Margaret) que se había criado entre elefantes y hablaba indostánico; estudié medicina, donde mis ideas de sanación me habían separado de los otros médicos a mi alrededor. Pasé años en una profesión dominada por hombres, aprendiendo una y otra vez cómo ejercer, pero seguía añorando conocer a alguien como yo, y no lo había encontrado en ese pueblo minero. Margaret vivía a dos horas, lo cual era una bendición, y el hermano de Bill y su esposa también vivían cerca. Eso me ayudó los primeros años.

Más allá de eso, parecía que nadie me tomaba en serio como médico. La gente con frecuencia prefería ser atendida por Bill u otro doctor varón en el pueblo. Cuando empezamos aquí, éramos dos de seis médicos generales, pero poco a poco se fueron jubilando y Bill se enlistó en el ejército. Eso significaba que todas las personas escépticas de que las atendiera una mujer no tuvieron más remedio que ser mis pacientes.

Por supuesto, me presentaba con el mismo conocimiento y el mismo amor que siempre he tenido, y poco a poco me gané al pueblo. Fue en ese momento que empecé a experimentar el problema opuesto. Era un lugar muy cerrado y yo era tan amigable y abierta que la gente no sabía qué era apropiado en la relación médica-paciente. Se me acercaban en el supermercado, en el banco, en la calle, en busca de consejo médico. Una vez fui al cine con mi cuñado y su esposa y la policía me llamó por el altoparlante. Alguien había tenido un pequeño problema, nada urgente, y no podían encontrarme, entonces llamaron a la policía y ellos me buscaron por la radio.

Después tuve paperas, algo muy común antes de que existiera la vacuna, y me hospitalizaron durante varias semanas a dos pueblos de distancia. Estuve muy enferma y ni siquiera podía cuidar a mis hijos, que estaban también en cama con fiebre. Pero como yo era la única médica alrededor, la gente no podía dejar que me quedara en el hospital. Manejaban hasta donde estaba para entrar a mi habitación y preguntarme por alguna infección, o se asomaban por la ventana y gritaban: «¡Doctora Gladys!». Yo estaba mal y necesitaba descansar, así que al final algunos amigos doctores del hospital me llevaron a su casa con todo e intravenosa, y pasé los últimos días recuperándome de las paperas en secreto en su sala. Fue un cambio irónico, de ser por completo rechazada a que me necesitaran tanto que yo ya no podía siquiera sanar correctamente.

Aunque siempre encuentro la manera de aligerar las situaciones con humor, mi experiencia con las paperas resalta un problema mayor que mucha gente enfrenta cuando intenta construir una comunidad: los límites. Puede ser difícil saber cómo interactuar con personas que no respetan nuestro espacio o nuestras necesidades. Para nosotros es sano interactuar con personas que son distintas a nosotros e incluso a veces con quienes no nos caen particularmente bien, pero ¿qué hay de aquellos que quieren quitarnos nuestra fuerza vital deliberadamente o que no pueden evitarlo? ¿Cómo podemos encontrar un amigo en todas las personas y conectar para contribuir a nuestra fuerza vital común sin que nos la quiten?

Capítulo 22

CÓMO ESTABLECER LÍMITES

Para establecer límites saludables hay que empezar por saber quiénes somos y qué vinimos a hacer. Primero debemos entender lo que nos brinda vitalidad y lo que la drena, porque eso nos muestra qué hay en el recorrido de nuestra alma y qué interfiere con él. Para establecer y mantener los límites en el lugar correcto tenemos que conocernos muy bien. Podemos inspirarnos en otros que encarnan esta seguridad en sí mismos, pero incluso en ese momento, cada uno de nosotros tiene que encontrar su propio camino.

Mi hermana Margaret fue un modelo importante durante toda mi vida. Era muy parecida a nuestra madre, avanzaba a su propio ritmo sin necesidad de denigrar a otros para hacerlo. La bondad tranquila de Margaret fue un ejemplo para mí. De niña me dio algo contra qué luchar, pero cuando aprendí a dejar de pelear, pasé el resto de mi vida imitándola.

Cuando nació el primer hijo de Margaret, ella y su esposo vivían en una pequeña casa con Mamá Courtwright, su suegra, quien tenía una recámara en el segundo piso. Fui a visitarlos cuando el bebé era aún muy pequeño. Un día, el bebé estaba llorando y parecía que nada de lo que Margaret hiciera podía calmarlo. En retrospectiva, creo que el niño tenía gases o cólico; no tenía que ver con el cuidado de Margaret. Pero Mamá Courtwright bajó las escaleras y de inmediato le dijo a Margaret qué tenía que hacer.

Velada entre sus sugerencias había una energía moralista y beligerante, como si pensara que Margaret no era apta para ser madre. Su tono era negativo, casi cruel. Vi cómo mi hermana siguió meciendo y arrullando al bebé; lo abrazaba con fuerza. Al final, Mamá Courtwright terminó de hablar y regresó a su recámara.

Margaret siguió arrullando a su bebé sin perturbarse. Me sorprendió, porque si a mí me hubieran tratado así, me habría sentido frustrada. Le pregunté a mi hermana cómo era posible que no la molestara el incidente.

—Ah, ella es así —respondió Margaret entre arrullos al mismo ritmo que sus rodillas—. Pero no me importa. No tengo energía para eso. Toda mi energía está aquí, en mi hijo.

Mamá Courtwright vivió otros veinte años más y criticó a mi hermana casi todo ese tiempo. Pero para cuando murió, había llegado a respetarla tanto que le dejó su coche en herencia.

Muchas veces he pensado en ese momento que vivimos en la sala. Su afirmación «No tengo energía para eso» es la más clara expresión de los límites que jamás haya visto. No dijo que no tuviera la energía, sino que elegía usarla en otra cosa. La familia era muy importante para Margaret y le parecía correcto que su suegra viviera con ellos. Para que la relación funcionara, eso era lo que tenía que hacer.

Los límites son un tema candente en la cultura actual. Sin embargo, a menudo pensamos que son una manera de mantener a la gente alejada, como los muros de una fortaleza. Creo que esto es un malentendido. Los límites se originan en lo profundo de nuestro ser; dependen de cómo elegimos usar nuestra energía, a lo que le dedicamos nuestra atención y a lo que no.

De esa manera, nuestros límites dependen por completo de nosotros. A menudo no podemos controlar con quién nos encontramos o qué energía tienen, y esforzarnos demasiado para al final perder la batalla drena nuestra fuerza vital. Pero siempre podemos estar a cargo de cuánta atención prestamos a las personas que no nos caen bien. Al final, si existe un poco de fuerza vital que alimentar, la relación será superficial o incluso acabará. Pero no hay necesidad de excluir a nadie, porque todo lo que debemos descartar es esa energía negativa.

Visto así, para establecer buenos límites no necesitamos mantener a la gente alejada, sino permitir que entre lo mejor de ellos.

Una de mis pacientes experimentó eso cuando padeció cáncer de pulmón. Patty era fumadora desde hacía tiempo y su enfermedad avanzó muy rápido, por lo que poco después de su diagnóstico la hospitalizaron. Llamé a los médicos que la trataban en el hospital, esperando que pudieran permitirle volver a casa.

—No está bien —me dijo el doctor—. Tiene una anemia grave y está muy débil como para regresar a casa.

—¿Le pueden hacer una transfusión? —pregunté.

—Lo estamos intentando —respondió—, pero no nos deja. Puede que su cuerpo esté débil, ¡pero ella sin duda es terca!

Fui al hospital para intentar convencerla. Le expliqué que si no le hacían la transfusión era posible que muriera.

—Lo sé —explicó Patty—, pero no me parece correcto. No puedo dejar que la sangre de otra persona corra por mis venas. Ni siquiera sé de quién es. No estoy segura de si me caería bien. Además, ¿qué tal que tenía alguna enfermedad? Sencillamente no es correcto. Quizá mi cuerpo puede sanar sin eso.

Escuché su preocupación, pero cuando vi su expediente fue claro que necesitaba ayuda. Su cuerpo *podía* sanar, pero tratar de hacerlo con un nivel tan bajo de hierro la situaba en una desventaja innecesaria.

Pensé que podría ayudarla a verlo de manera distinta y abandonar la idea de que estaba en un cuerpo enfermo que necesitaba sangre; comenzar a pensar mejor en algo milagroso: que quizá enfrentaba una oportunidad sagrada para recibir amor. Le dije que era hermoso que alguien en este mundo la amara lo suficiente como para darle vida, que se la ofrecía desde lo mejor de sí, sin importar quién fuera. Su cuerpo le decía que estaba muy débil y este tipo de apoyo era necesario. Por suerte, alguien en la comunidad había donado sangre por ese motivo. No importaba quién era, sino que solo le interesaba ayudar.

Ese cambio de perspectiva marcó toda la diferencia. Patty pudo considerar la donación de sangre como un regalo de amor que provenía de lo mejor del donador. Por supuesto, cuando recibió la transfusión rápidamente se sintió mucho mejor. Al aceptar apoyo de la comunidad, recibió la fortaleza que necesitaba para luchar contra el cáncer.

Nuestros límites son el reflejo de quienes somos y lo que necesitamos, y puesto que ambos factores están en flujo, nuestros límites también se mueven. Esto no significa que debamos dejar que otras personas lo hagan; significa que debemos ser capaces de poner atención regularmente para saber lo que necesitamos, preguntarnos qué forma tiene nuestra pieza del rompecabezas en todo momento y ajustarnos en consecuencia. Hacerlo cada tanto puede incluso ayudar a otros a encontrar la forma de su propia pieza de rompecabezas y colocarla en su lugar.

Como mencioné en el capítulo 14, el doctor Milton Erickson empezó un grupo de hipnosis en mi sala a finales de la década de los cincuenta. Al principio me encantaba recibirlos; después de años de sentirme fuera de lugar en Ohio, me alegraba estar en el centro de acción en Arizona. Pero conforme llegué al final de mi quinto embarazo necesitaba descansar y las pláticas ruidosas sobre la naturaleza de la conciencia, cada martes hasta altas horas de la noche, empezaban a cansarme. Ya no participaba en ellas y solo quería dormir. Una noche se lo dije a Bill y a Milton.

—Hasta aquí llegamos; el grupo de debate necesita encontrar una nueva sede.

Yo estaba embarazada y cansada, así que no fui particularmente agradable.

Se quejaron un poco —creo que a Bill también le gustaba jugar un papel central en las conversaciones y Milton quería que las cosas siguieran como estaban—, pero poco después encontraron una ubicación más formal para las reuniones. El cambio propició una discusión mayor sobre las intenciones del grupo a largo plazo. Eso llevó a los miembros clave a formar la Sociedad Americana de Hipnosis Clínica (American Society of Clinical Hypnosis, ASCH). Hasta ahora, la ASCH es la mayor organización de profesionales del cuidado de la salud física y mental que trabaja con hipnosis en un entorno clínico.

El límite que establecí era parte del recorrido de mi alma; en ese momento yo necesitaba ser la madre del bebé que crecía en mi vientre y preparar mi cuerpo para el parto, más que escuchar largos debates sobre el inconsciente. Pero también formó parte del recorrido del alma de Milton, así como de aquellas otras almas que se vieron afectadas por el trabajo de la ASCH en las décadas que siguieron. Mi decisión creó una crisis temporal para decidir dónde iban a reunirse, pero en general fue lo mejor para el grupo. Así trabajan los límites fuertes: contribuyen al bien de la totalidad.

Establecer límites no siempre es fácil. No me gustaba ser la esposa embarazada y quejosa en esa situación, así como a Bill y Milton tampoco les gustó que los sacara de su espacio cómodo de reunión. En mis mejores momentos he podido usar un poco de humor para suavizar el golpe.

En Ohio, las cosas se salieron de control cuando me di cuenta de que apenas podía ir a hacer las compras sin que me acosaran para pedirme consejos médicos. Un sábado en la mañana fui al supermercado local con mis cuatro hijos; Bill no estaba, yo me sentía agotada y al límite, y mis hijos estaban muy inquietos. Una paciente me vio en el pasillo de las galletas y se dirigió directo a mí. Suspiré y pensé: «ahí vamos de nuevo».

Para mi asombro, la queja de Yvonne no era fácil ni superficial. Empezó a hablarme detalladamente de una infección ginecológica que tenía desde hacía un tiempo. Era la década de los cuarenta y aunque no tengo problema en hablar de ginecología con los pacientes en la clínica, el pasillo de las galletas no me parecía el lugar más correcto para hacerlo. Mis niños mayores armaban un alboroto en el piso, pero los dos más pequeños estaban en el carrito, escuchando todo lo que ella decía, con los ojos como platos.

Cuando llegó a los detalles de sus fluidos corporales me di cuenta de que mi primogénito había empezado a escuchar. Eso fue suficiente.

—Bueno, Yvonne, ¿por qué no te acuestas aquí? —dije haciendo un gesto hacia el suelo—. Quítate los calzones y con gusto te examino aquí mismo.

Sonreí con dulzura a mi paciente, lista para cumplir mi promesa, y metí la mano en mi bolsa para sacar mis herramientas. Los dos niños se detuvieron a media lucha, conocían ese tono de voz y siempre estaban atentos cuando escuchaban palabras escandalosas como «calzones».

Yvonne se puso roja como tomate.

—¿Aquí? —preguntó mirando alrededor.

—O podrías hacer una cita para el lunes —le ofrecí como si también fuera una buena idea.

—¡Ah! —exclamó— Sí, claro. Creo que eso haré.

—Entonces, te veo el lunes —dije empujando el carrito hacia el pasillo de frutas y verduras, con mis dos hijos mayores asombrados detrás de mí y los dos pequeños lanzando risitas en el carrito.

Quiero pensar que el humor suavizó el límite que establecí; al menos marcó un ejemplo que mis primeros cuatro hijos nunca olvidarían.

Supongo que parte de la razón por la que las personas me buscaban tanto en ese pueblo era porque ofrecía a mis pacientes lo que ellos necesitaban. No podía siempre resolver sus problemas, pero me convertí en una presencia estable en su vida. Pasé de ser francamente rechazada, a estar tan presente que tuve que empezar a establecer límites para sobrevivir.

Lo que le brindamos a la comunidad es tan importante como lo que obtenemos de ella. Es fácil olvidarlo, muchos de nosotros tendemos a pensar primero en qué podemos conseguir. Pero ganamos mucho si ofrecemos lo que tenemos y compartimos. ¿Cómo podemos empezar? ¿Cómo podemos ofrecer lo mejor de nosotros, contribuir a la fuerza vital colectiva en cualquier situación?

Capítulo 23

EL PODER DE LA ESCUCHA

Estar vinculada con Margaret fue una de las cosas que me ayudó a sobrellevar todos esos largos y ajetreados años en Ohio. Ella vivía en Pittsburgh, a solo dos horas, y era una bendición. Ella también tenía hijos pequeños y trabajaba a tiempo completo en el cuidado de la salud. Estudió enfermería en Johns Hopkins y, como todos nosotros los niños Taylor que entramos a medicina, estaba interesada en impulsar el punto de vista médico y de bienestar de nuestros padres. Teníamos mucho en común.

Nos veíamos tanto como podíamos; poníamos a los niños a jugar y hablábamos. Yo aportaba a la conversación toda mi energía e ideas rebeldes y ella su tranquila sensibilidad y absoluta dulzura. Mi hermana mayor era la amiga más amable y amorosa que he tenido. A veces yo me exaltaba por algo y ella solo parpadeaba sus enormes ojos azules y escuchaba, dejando que me calmara sola. Cuando no nos veíamos, hablábamos por teléfono con frecuencia. Yo la llamaba y ella escuchaba; luego me contaba lo que estaba pasando en su vida y yo le devolvía el favor.

Yo pasaba mucho tiempo escuchando a mis pacientes. En verdad me daba tiempo para oír lo que tenían que decir, no solo sobre sus afecciones físicas sino sobre los problemas que enfrentaban en la vida. Algunos, en particular las mujeres, nunca habían contado con alguien que los escuchara, mucho menos alguien a quien percibieran como una figura de autoridad. Al principio les costaba trabajo decir la verdad, pero conforme se sentían cómodos conmigo, eso empezó a cambiar.

La capacidad de escuchar me ha servido toda la vida porque a menudo es la mejor manera de empezar a interactuar de manera positiva con la comunidad. La escucha verdadera nos ayuda a entender la perspectiva y los problemas de otra persona. Escuchar a otros los hace sentirse menos solos; y el acto de escuchar nos hace sentir menos solos a nosotros. Es una de las cosas más importantes que podemos hacer por aquellos a nuestro alrededor.

Margaret y mi hermano mayor, Carl, entendían esto muy bien. Después de dedicar su vigorosa infancia en enseñarme a lanzar un golpe y burlarse de mí por ser *dhamar dhol* («cubeta torpe» en indostánico, debido a mis brazos y piernas larguiruchos), él se fue a estudiar a la Escuela de Medicina de Harvard. Ejerció la medicina en Panamá y la India antes de volver a Estados Unidos a trabajar en el ámbito académico de medicina internacional, gracias a su trabajo de vanguardia en Johns Hopkins. Uno de sus numerosos proyectos, Futuras Generaciones, consistía en trabajar en las comunidades locales para mejorar la salud de las mujeres que parían en provincias rurales de Afganistán. Ambos teníamos ya unos ochenta años cuando me llamó para preguntarme si quería ayudar.

—El problema es, *dhamar*, que estas mujeres no hablan con nadie sin el permiso de su marido, e incluso en ese caso no dicen mucho. Tenemos que ir ahí y comprender cómo son los partos para poder saber qué está mal. El índice de mortalidad infantil y materna es muy elevado en algunas de estas comunidades, y estoy seguro de que se trata de algo más que problemas de higiene y pobreza. Pero tú sabes escuchar, así que sí hablarán contigo.

Estuve de acuerdo y poco después tomé un vuelo a Afganistán. Puesto que en general el nacimiento es una cuestión de mujeres, mi colega, la doctora Shukria, y yo visitamos varios pueblos e invitamos a dos mujeres en cada uno para que asistieran a un programa residencial. No fue fácil convencerlas de que participaran; de hecho, cuando les pedíamos que hablaran, muchos hombres no querían enviar a sus esposas. Cuando les sugerimos que enviaran a sus suegras, los hombres lo hicieron con gusto.

Durante una semana vivimos todas juntas en una casa y nos conocimos. Mi colega y yo les pedimos a las mujeres que nos contaran historias de nacimientos para ver si podíamos identificar qué estaba mal. Escuchar a estas mujeres fue profundamente poderoso; muchas de ellas nunca habían tenido la oportunidad de hablar de los problemas relacionados con el embarazo y el parto; ni siquiera las demás mujeres en la comunidad habían escuchado sus relatos. Al hacerlo, les mostramos que eran importantes y que cada una de sus historias también lo era.

Una vez que las mujeres empezaron a hablar fue fácil entender qué estaba pasando; incluso algunas de ellas se daban cuenta por sí solas. La práctica del ayuno durante la labor de parto las debilitaba y eso dificultaba, incluso imposibilitaba, que pujaran durante el parto. Cortar el cordón umbilical con herramientas no estériles exponía a los bebés a infecciones. Esas eran prácticas sencillas que se podían cambiar fácilmente para disminuir el índice de mortalidad. Puesto que nosotras las escuchamos, estaban dispuestas a escucharnos.

La doctora Shukria y yo les dimos información sencilla sobre higiene, nutrición y anatomía. Luego las enviamos a su pueblo para que compartieran la información con la comunidad. Cuando las mujeres saben algo, se enseñan entre ellas. En cuestión de semanas, la información que les dimos se divulgó en las zonas rurales mediante la red comunitaria existente. Todo lo que se necesitaba era que cada mujer hablara y el resto escuchara.

Las almas amables como Carl, la doctora Shukria y millones de trabajadores humanitarios internacionales que brindan atención médica en los confines del mundo nos muestran que lo más importante que podemos ofrecer a otros es nuestra presencia. Nuestra primera tarea en Afganistán fue escuchar, no reparar. Creo firmemente que al darle a esas mujeres un lugar seguro en el que pudieran hablar de sus experiencias al inicio del proceso fue tan importante como la educación y los recursos que les brindamos después. Teníamos que confiar en que nuestra escucha era importante.

A su vez, las mujeres tenían que confiar en que lo que tenían que decir era importante. La mayoría nunca había hablado del proceso de parto. Muchas nunca habían hablado abiertamente de los hijos o embarazos que habían perdido, de las amigas que habían muerto durante el parto o un poco después, ni de problemas médicos como desgarros perineales y fístulas no tratados. No se habían dado cuenta de que la información que tenían era valiosa para nosotras, así como para ellas.

Sin embargo, las mujeres que conocí en Afganistán tenían muy claro un sentido de comunidad. Me di cuenta de que se apoyaban mucho unas a otras. Trabajaban juntas, cocinaban juntas, compartían cosas y pedían lo que necesitaban. Me recibieron en su comunidad, aunque no compartiéramos el idioma, la cultura, el nivel educativo o la solvencia económica. En su lugar, confiamos en las conexiones que teníamos: maternidad, nacimientos, nuestro papel como abuelas que crían a la siguiente generación. Llegamos con lo que teníamos, encontramos la conexión y creamos juntas una nueva comunidad.

En particular, el poder de lo que habíamos edificado me asombró al final de la semana, cuando algunas de las mujeres me invitaron a una excursión a las montañas. Fue un trayecto largo en burro, y aunque a mis 86 seguía siendo fuerte, me preocupaba cómo reaccionaría mi cuerpo con el traqueteo. Una de las mujeres se dio cuenta de que me costaba trabajo mantenerme erguida y trató de ayudarme. Alzó el brazo y me sujetó del único arnés que yo llevaba puesto: mi brasier. Así subí la montaña con un montón de mujeres afganas, un burro y una mano sujetándome del brasier.

Así nos apoyamos unos a otros en la comunidad: como podemos. Ayudar a otros con lo que tenemos nos da vitalidad. Cuando recibimos esa conexión de manera abierta, sin miedo, no hay montaña que no podamos escalar: burros, tirantes de brasier o lo que sea.

Alinear nuestra fuerza vital con la comunidad de esta manera tiene un profundo efecto, nos abre a posibilidades que quizá nunca habíamos considerado. La vida misma emerge para apoyarnos a través de la comunidad. Cuando más la necesitamos, nos envía a gente que nos ayuda, ángeles humanos.

Capítulo 24

CUANDO APARECEN ÁNGELES

El hospital Deaconess es una institución pionera. Fundado en 1888, fue el primer hospital general en Cincinnati, Ohio. Pero cuando asistí para un internado, casi sesenta años después, aún no empleaba a ninguna médica mujer. Siempre supe que tenía que crear mi propio camino como mujer en el campo de la medicina, como mi madre hizo antes que yo. Sin embargo, puesto que la mayor parte de mi experiencia provenía de una escuela de medicina que era solo para mujeres, y puesto que las mujeres eran aceptadas como fuerza de trabajo en ciertas áreas durante la guerra, yo esperaba ser bien recibida como la primera médica mujer en Deaconess.

Esa esperanza se vio reducida a cenizas casi de inmediato. No encontré un lugar donde pudiera quedarme cuando estaba de guardia. Los doctores varones contaban con una sala donde dormir, pero yo tenía que llevar una almohada y una cobija para dormir en la mesa de rayos X. El internado me emocionaba porque incluía varios meses en obstetricia. Pero durante mucho tiempo el internado fue en cirugía ortopédica. Ahí fue donde me enfrenté a verdaderos problemas, porque el jefe de residentes del departamento de cirugía, quien fue mi superior durante esos meses, decidió que yo no le caía bien.

Fue una de las primeras veces, pero no la última, que enfrenté discriminación explícita por género en mi carrera de medicina. El jefe de residentes de cirugía dejó claro que no creía que las mujeres pudieran ser médicas, en particular las embarazadas. Llevaba unos meses de casada con Bill cuando empecé el internado y estábamos ansiosos de empezar a tener los seis hijos que habíamos planeado. Cuando se empezó a notar mi primer embarazo, el jefe de residentes me hizo saber su opinión. Me programaba para cirugía a las 7:30 a. m., lo que implicaba que no comía nada porque la cafetería abría a las 8:00. Luego advertí que me daba los procedimientos quirúrgicos de ortopedia más largos y difíciles. Las náuseas matutinas se hicieron más intensas y yo trabajaba lo más que podía para ocultarle lo mal que me sentía. Por su parte, parecía que él trabajaba para hacerme la vida más difícil; me mandaba llamar por nimiedades y se aseguraba de que no tuviera tiempo para descansar.

Algunas enfermeras me ayudaron cuando vieron la situación, así como una mujer muy amable llamada Lucille, cuyo trabajo consistía en limpiar el piso en las noches. Era tan amable que incluso una vez me cubrió cuando me escondí en el clóset para vomitar en una charola de acero para material quirúrgico. El jefe de residentes me llamó justo cuando yo terminaba y entré en pánico porque no sabía cómo iba a hacer para limpiar y responder rápidamente. Cuando abrí la puerta del clóset ahí estaba Lucille. Insistió en que la dejara limpiar mientras yo atendía el último capricho de mi supervisor.

Resistí con toda la fuerza que pude. Mientras su aversión se volvía cada vez más agresiva, yo fortalecía mi determinación: no solo terminaría el internado, sino que lo haría demostrándoles que las mujeres, incluso las embarazadas, eran tan capaces como los hombres de practicar medicina.

Poco tiempo después, los horarios que se publicaban cada semana en el pizarrón del piso de cirugía empezaron, de forma misteriosa y repentina, a cambiar a mi favor. Mi nombre aparecía junto a las cirugías más sencillas en horarios más razonables.

El jefe de residentes me confrontó un día en el pasillo, estaba furioso.

—¿Por qué cambias los horarios? —preguntó.

—No lo hago —respondí.

Era verdad, no tenía idea de quién cambiaba el pizarrón. Yo sentía que el universo estaba respondiendo a mis plegarias. No me sorprendía, pero estaba agradecida. A alguien le importaba y me cuidaba, aunque no supiera de quién se trataba.

Muchas personas han atravesado el mismo sentimiento. En los años posteriores a que mis padres se mudaran a la India, la hermana menor de mi padre, Belle Taylor, asistió a la escuela de osteopatía, inspirada por mi madre. Como la tía Belle era soltera, y a pesar de que era la década de los veinte, fue a la India a empezar su trabajo misionero. Al final abandonó la misión y se mudó a unas horas de donde vivían mis padres para fundar y dirigir un orfanato independiente.

En 1969 viajé para visitar a mis padres y fui a ver a la tía Belle al orfanato. Muchos niños trabajaban en un gran proyecto, hacían ladrillos de barro y los dejaban secar al sol. Le pregunté para qué eran los ladrillos y ella me explicó que iban a construir un nuevo establo. En el orfanato siempre faltaba comida para alimentar a tantas bocas y la tía Belle decidió que una buena vaca lechera sería la solución al problema.

—Pero no tienes una vaca —dije con cautela, mirando alrededor para asegurarme de que no estaba equivocada.

—Todavía no —dijo la tía Belle—. Pero así funciona la fe. Hay que apostar; si construimos un establo, el Señor le enviará una vaca a estos niños.

En el curso de varias semanas, los niños hicieron suficientes ladrillos y construyeron el establo. La argamasa se secaba bajo el sol aunque aún no hubiera vaca; pero ellos construyeron un comedero, lo llenaron de paja y esperaron.

Unos días después llegó una vaca al jardín, con las ubres repletas de leche. Olió la paja y caminó directo al establo. La tía Belle cayó de rodillas para agradecer a Dios el haber enviado tal milagro. Minutos después se puso de pie y volvió al trabajo. Estaba agradecida de que la vaca hubiera llegado, pero no estaba nada sorprendida.

Cuando construimos una relación con el mundo a nuestro alrededor para dar y recibir, empezamos a encontrar apoyo casi en cualquier lugar. Damos buena energía y la recibimos de inmediato. Como la tía Belle, podemos confiar en eso. Puesto que somos nosotros quienes creamos nuestra comunidad y quienes la fortalecemos, podemos confiar en que nos ayudará cuando lo necesitemos. Esto requiere fe, pero no necesariamente del tipo espiritual o religioso. Ya sea que pongamos nuestra fe en algo superior, como la tía Belle hizo cada día de su vida, o que simplemente la pongamos en nosotros mismos y en nuestra capacidad de crear una estructura social de apoyo, los esfuerzos que hacemos para crear la comunidad contribuyen a nuestra fuerza vital colectiva. Esto permite que, a su vez, el universo venga en nuestra ayuda.

La fe inquebrantable de la tía Belle en que su Dios la apoyaba tuvo un gran efecto en mí, igual que la fe de mi madre y de mi padre. Me criaron adultos que daban a su comunidad y esperaban lo mismo a cambio. Eso me hizo mirar al mundo de esta manera: como algo de lo que formo parte integral y en lo que puedo confiar por completo.

Cuando Bill y yo estudiábamos medicina no teníamos ni un centavo; sin embargo, yo quería organizar la cena de Acción de Gracias en nuestro nuevo hogar e invité a algunos amigos del hospital.

El día de Acción de Gracias fuimos todos a un partido de futbol. Planeamos llevar después a nuestros amigos a la casa para la cena. En el medio tiempo le confesé a mi amiga Alice que no había cocinado nada. No teníamos dinero para comprar más comida, así que le dije a Bill que había rezado y esperaba lo mejor. Él sacudió la cabeza pero confió en mí: cuando yo intuía que todo iba a salir bien, con frecuencia no me equivocaba. Mi último recurso era servir sándwiches de crema de cacahuate.

Cuando terminé de explicarle esto a Alice, me miró horrorizada.

—¿Sándwiches de crema de cacahuate? —preguntó.

Yo solo sonreí porque no quería pensar que llegaría a eso. De alguna manera estaba convencida de que algo sucedería.

Cuando regresamos a la casa seguíamos esperando un milagro. Al abrir la puerta del comedor vi una cena completa de Acción de Gracias sobre la mesa: relleno, puré de papa, salsa espesa y un pavo rostizado en el centro. La mesa estaba hermosamente adornada. Alice miró y rio.

—¡Sabía que estabas bromeando, Gladys! —exclamó.

—¡No lo estaba! —respondí—. ¡No sé de dónde salió todo esto! ¡En serio!

En ese momento vi una nota en la barra. Era de los vecinos de arriba. Habían cocinado la cena y, cuando iban a sentarse a la mesa, recibieron una llamada urgente de un familiar y se fueron rápido al aeropuerto. No querían desperdiciar la comida y por eso nos la trajeron a la casa.

Aunque la urgencia familiar que los llevó al aeropuerto era una coincidencia, que hubieran elegido darnos su cena no lo era. Conocíamos a los vecinos y éramos amigos. Ellos sabían que éramos unos recién casados con problemas financieros, sin mucha familia en la zona, y supongo que les caíamos bien. La fe fue lo que me permitió ir al partido de futbol sin preocuparme por el mundo: no solo la fe en que el universo se encargaría de mí, sino la fe en que yo había creado las condiciones adecuadas para que eso sucediera. La verdad es que habría estado orgullosa de ofrecerles sándwiches de crema de cacahuate: era lo que teníamos y eso habría bastado. Pero al conectar con el poder de la comunidad a todos niveles permití que ocurriera el milagro, y así fue.

Si sientes que te falta apoyo de la gente a tu alrededor quizá valga la pena preguntarte: ¿tú los estás apoyando a ellos?

¿Contribuyes a la fuerza vital colectiva o solo te sirves de ella? ¿Eres capaz de mantener límites sólidos en cuanto a qué prestar atención y poder encontrar un amigo en todos? ¿Ofreces alegría y positividad al mundo a tu alrededor? ¿La comunidad puede confiar en ti?

Si la respuesta a cualquiera de estas preguntas es «no», ¿cómo esperas que la fuerza vital colectiva te apoye?

La comunidad es una relación donde se da y se recibe. A través de nuestras conexiones individuales creamos nuestra propia red de apoyo, que funciona a todos los niveles. He visto una y otra vez que cuando nos comprometemos con nuestra propia fuerza vital y la alimentamos en la comunidad, aparecen ángeles que nos facilitan el camino. Es como si la vida misma se presentara para apoyarnos.

Resultó que fue uno de esos ángeles el que programaba mis horarios en el hospital Deaconess. No pensé mucho en los cambios en el pizarrón; todo lo que sabía era que seguramente había tratado bien a alguien y que esa persona me estaba tratando bien a mí. (Era eso o, como la tía Belle, podía considerarlo una bendición de Dios). Francamente, estaba demasiado cansada para pensarlo mucho, así que únicamente agradecí y traté de usar ese tiempo adicional de sueño para atender mejor a mis pacientes.

Más tarde, una noche me llamaron para ayudar a un paciente. Me levanté de la mesa de rayos X, guardé mi almohada y la cobija y abrí la puerta al pasillo. Ahí vi a Lucille de pie sobre una silla frente al pizarrón. Borraba con cuidado mi nombre de la cirugía de las 7:30 a. m. y escribía el nombre de otro interno.

Volví a entrar a la sala de rayos X sin que me viera, era claro que quería hacerlo en secreto porque podía perder su trabajo si la atrapaban. En silencio dije una oración para que alguien le mostrara la misma gentileza. Después de uno o dos minutos abrí la puerta de nuevo y vi que empujaba el carrito de limpieza al final del pasillo como si nada hubiera pasado.

A partir de ese día me esforcé más para tratar a Lucille con toda la bondad y respeto que se merecía, y me prometí si alguna vez conocía a alguien a quien pudiera ayudar de la misma manera, lo haría.

Cuando contribuimos de manera positiva a la fuerza vital colectiva, nuestra fuerza vital individual se beneficia. Encontramos mayor propósito y significado en la vida. Entendemos que somos parte de un todo, y también cómo formamos parte de ese todo. Nos alineamos con lo que la vida nos tiene destinado.

Práctica

TEJER JUNTOS LA TRAMA DE LA VIDA

1. Piensa en tus amigos, colegas, familia, vecinos; en la gente que ves más a menudo en tu vida. Pregúntate: ¿de qué maneras funciona mi comunidad? ¿De qué maneras no funciona? ¿Hay un sentido de conexión? ¿Confían unos en otros?

2. Empieza por recordar las veces en las que te sentiste verdaderamente apoyado por tu comunidad. Esto puede ser algo simple, como que te ayuden con una tarea en el hogar, que te ofrezcan un hombro amigable en el cual llorar, que te lleven a recoger tu coche al mecánico, etcétera. Recuerda cómo te sentiste.

3. Ahora recuerda las ocasiones en las que ofreciste tu tiempo o apoyo a otros. Piensa en cualquier acción, aunque sea pequeña, que le haya dado alegría a alguien. Recuerda qué sentiste al ver su sonrisa.

4. Luego pregúntate: ¿qué relaciones necesitan mi amor y atención? Puedes pensar en tu amor como círculos concéntricos que irradian de tu corazón. ¿A quién puedes llamar o con quién puedes conectarte? ¿A quién puedes perdonar? ¿Qué relaciones

merecen mejores límites? ¿Cómo puedes encontrar al amigo que hay en cada persona, incluso en alguien que no te cae bien? ¿Cómo puedes enriquecer tus relaciones y tejer juntos, más apretada, la trama de la vida?

5. Ahora entrelaza los dedos de las manos frente a ti, como algunos hacen para rezar, y recuerda que tu amor es la expresión más profunda y sincera de tu vida. Permite que tus manos se sientan conectadas y apoyadas. Puedes entrelazar los dedos así cada vez que necesites recordar el amor de aquellos a tu alrededor.

SECRETO 5

PUEDES APRENDER DE TODO

Capítulo 25

EN TODO HAY UNA LECCIÓN

VOLTEAR HACIA LA VIDA es un proceso. Encontrar el sentido de nuestra vida y de nuestro papel en el mundo puede tomar años, incluso décadas. Este proceso se conforma de pequeños momentos, elecciones minúsculas que hacemos una y otra vez. Podemos preguntarnos: ¿Cómo voy a manejar esto? ¿Y eso? ¿Dónde está la oportunidad para aceptar lo que la vida me ha ofrecido y hacer lo mejor posible con ello? ¿Cómo puedo abrirme a esa oportunidad, aunque me asuste, aunque me empuje al límite absoluto?

Vivimos lo mejor de nuestra vida cuando la abordamos con la curiosidad y el deseo de aprender de todo. Creo que esto es parte de lo que se trata la vida: aprender, crecer, evolucionar conforme a nuestras experiencias. Sin duda obtenemos lo mejor de la vida cuando extraemos lecciones en el camino. La vida siempre tiene nuevas enseñanzas que ofrecernos si tenemos el valor de buscarlas.

Encontrar ese valor con frecuencia es nuestro mayor reto.

Hace décadas, cuando tenía 69 años, estaba en el jardín trasero de mi casa, muy entrada la noche. En ese entonces vivía a más de una hora de Phoenix, y las estrellas iluminaban el cielo de un extremo al otro del horizonte, haciendo resaltar los cactus del relieve. Los saguaros se erguían imperturbables, sus brazos espinosos formaban ángulos rectos, mientras que los ocotillos larguiruchos extendían sus múltiples extremidades hacia las estrellas. Ahí estaba yo, en camisón y pantuflas viejas, con los brazos extendidos también hacia el cielo como para demostrar mi descontento con el destino. Me sentía abandonada, traicionada, olvidada como un viejo abrigo colgado y arrinconado en un perchero. Estaba ahí en duelo, incrédula. Eché la cabeza hacia atrás y grité al cielo.

Todo el día había estado usando las pantuflas de Bill que me quedaban demasiado grandes. Aunque siempre he tenido pies grandes, en esas viejas pantuflas se perdían, yo iba y venía por la casa, las suelas golpeaban el piso de loseta. Quería sentir, literalmente, qué significaba ponerme en sus zapatos. Quería entender qué había pasado en el camino de su alma que lo llevó a tomar las decisiones que tomó, para cambiar drásticamente mi vida y provocarme tanta agonía.

Sin duda fue la fase más difícil de mi vida. Muy pronto te lo contaré. Pero primero quiero asegurarme de que entiendas: no me engaño pensando que este quinto secreto es fácil. No creo que buscar lecciones en la vida sea algo sencillo, en particular cuando nos sentimos lastimados, desafortunados o absolutamente enojados. Es un compromiso. Requiere disciplina. Vamos a flaquear, a caer de rodillas, a equivocarnos en el camino, eso está casi garantizado.

Sin embargo, es una de las cosas más importantes que podemos hacer en el recorrido de nuestra alma. Cuando se vuelve un hábito, puede incluso ser alegre; los momentos más difíciles de nuestra vida nos siguen doliendo, pero buscar lecciones en ellos nos ayuda a procesar con facilidad los desafíos menos importantes. Cuando volteamos hacia la vida nos damos cuenta de que ella voltea hacia nosotros. La vida siempre está tratando de mostrarnos algo. Se comunica con nosotros mediante eventos, personas e ideas que aparecen en ella para ofrecernos la oportunidad de agradecerlos.

¿Estamos escuchando?

Empecemos con un ejemplo difícil, aunque menos espectacular. Hace algunos años, décadas después de que me paseara con las pantuflas de Bill, tomé la difícil decisión de dejar de manejar. Siempre me gustó manejar; para mí era un símbolo de independencia desde que tuve mi primer Ford en la universidad (ya era una chatarra en ese entonces, pero yo lo amaba). Sin embargo, cuando me acercaba a cumplir el siglo, mi vista empezó a deteriorarse. Tuve buena visión mucho más tiempo que la mayoría de la gente, pero no iba a durar para siempre.

Dejé de manejar porque la vida me comunicó que era momento de hacerlo. Un día, mientras manejaba por un camino de Scottsdale que conocía bien, me subí a una banqueta. Era una conductora cuidadosa, por lo que esto no era común; sencillamente no la vi. En ese momento supe que era tiempo de tomar una decisión. La opción A era fingir que lo que acababa de pasar no había pasado o que no importaba. La opción B era abandonar las llaves. Pensé en mis bisnietos que jugaban en su bicicleta en el camino, en los vecinos y amigos que salían a pasear a sus perros, en los miles de otros conductores a quienes no conocía pero que tenían tanto derecho como yo a estar vivos. Entregué las llaves.

Sin esa banqueta quizá no habría dejado de manejar. Era el aviso que necesitaba para hacer el cambio. Cuando me subí a la banqueta, la vida me dio una lección y tuve la fortuna de escucharla y entenderla.

La mayor parte de mi vida he buscado a mi alrededor las lecciones que me ofrece el mundo. Por eso, mi quinto secreto para ti es: *Puedes aprender de todo*. **Cuando buscamos las lecciones, alejamos nuestra atención del sufrimiento y la dirigimos de vuelta a la vida.** Todo en la vida se vuelve un maestro. Verlo todo de esta manera nos ayuda a hacer de ella un proceso vivo, que respira. Nos llama a comprometernos e interactuar con todo, absolutamente todo, lo que aparece en nuestro camino.

Digo que fui afortunada al comprender la lección que me dio la banqueta porque, si no la hubiera entendido, la lección habría sido mucho más significativa: yo me habría lastimado o habría dañado a alguien más. Una de mis pacientes, Deb, tuvo una experiencia similar con su salud. En un día normal, de pronto perdió el oído de un lado. Horas después no lo había recuperado. Se alarmó y fue a urgencias. Al principio, los doctores no podían explicarlo y le ordenaron que se hiciera una imagen por resonancia magnética.

Cuando salió de la máquina, todo el mundo se puso en movimiento. ¡Estaba padeciendo un aneurisma! Tuvo una suerte increíble porque ya estaba en el hospital, rodeada de especialistas. De no haber sido por su repentina pérdida de oído, quizá no habría sobrevivido. Eso le permitió encontrar la gratitud por su súbita sordera: le indicó que algo estaba mal y probablemente le salvó la vida. Deb estaba agradecida de que la vida la hubiera enviado al hospital, así como yo agradecía haberme subido a la banqueta.

Últimamente he escuchado que la gente tiene inquietudes en cuanto a la gratitud. En algunos casos, la idea de enfocarse en lo positivo puede tener un efecto negativo, una idea que hoy se conoce como «positividad tóxica». Puede provenir de la negación. Aunque el término «positivad tóxica» es relativamente nuevo, la idea es antigua.

Un día no mucho antes de que me pusiera las pantuflas, Bill y yo hablábamos en la cocina, cuando se enojó conmigo porque dije que algo era «maravilloso». (Quizá era una señal de lo que estaba por venir).

Me miró y lanzó las manos al aire exasperado.

—¿Por qué siempre dices que todo es maravilloso? Esto es maravilloso. Eso es maravilloso. ¿Cómo puede ser todo maravilloso siempre? La gente se molesta cuando te escucha decir eso. Quizá solo estás negando la manera en que las cosas son en realidad.

Me sorprendió, así que me llevó un momento responder. Siempre he considerado mi optimismo como una de mis mejores cualidades.

—Bueno —respondí lentamente—, pues porque todo *es* maravilloso. Esa es la parte que veo. Busco lo maravilloso, así que esa es la parte que considero.

Bill negó con la cabeza, molesto.

He pensado mucho en esa conversación; si pudiera hacerlo, esto es lo que diría hoy:

El verdadero optimismo no es tóxico porque enfocarse en lo positivo no significa rechazar lo negativo. No significa que nos disociemos de nuestro dolor, ya sea físico o emocional, ni que pretendamos que las cosas están bien cuando no lo están. En su lugar, significa que de cualquier manera buscamos lo que es maravilloso. Nos permitimos sufrir por lo que duele, al tiempo que seguimos buscando la lección que hay en ello y estamos agradecidos por la enseñanza.

Obtener las lecciones nos permite tener acceso a esta gratitud aun en los momentos difíciles de la vida, como perder el oído o renunciar a la libertad de manejar. De hecho, a menudo son los momentos en los que enfrentamos más retos —el dolor, la pérdida, la desilusión, la pena— lo que nos confronta con las enseñanzas de la vida más que cualquier otra cosa.

Si bien buscar lecciones de vida nos permite conectarnos con el optimismo y tener acceso a la gratitud, no deja de ser una tarea difícil. No obstante, aunque no podamos hacerlo *fácil*, ¿hay algo que podamos hacer para que sea *más* fácil?

Podemos empezar por resistirnos a las ganas de pelear.

Capítulo 26

CÓMO DEJAR DE PELEAR

CUANDO LA VIDA SE COMPLICA puede ser fácil sentir que todo el mundo trabaja en nuestra contra. Para quienes no se identifican con la idea del orden místico, puede parecer que los eventos, personas y circunstancias difíciles de nuestra vida son evidencia de que sencillamente no tenemos suerte; o peor, para quienes creen que la vida tiene un destino divino, son castigos y evidencia de que no somos valiosos. Estos desafíos, por naturaleza, nos inspiran cierta resistencia.

Sin embargo, surgen una y otra vez a lo largo de toda nuestra vida. Pero qué nos reta o cuánto nos sentimos retados varía mucho de una persona a otra y de una comunidad a otra; nadie, absolutamente nadie, escapa al hecho de que la vida es difícil. Basta hacer un cambio pequeño pero significativo de perspectiva: dejar de luchar por alejar a la vida y empezar a recibirla con brazos abiertos.

Cuando era niña era peleonera. Era buena luchando y una vez que repetí el primer año tuve muchas oportunidades para practicar. Mis hermanos mayores me enseñaron lucha mientras Margaret y Gordon nos miraban con los ojos como platos, y yo usaba mis nuevas habilidades para demostrar que era una feroz protectora de mí y mi familia. Los otros chicos respondían a eso acosándome; se burlaban de casi todo lo que tenía que ver con la vida de los Taylor, como nuestras polvorientas temporadas en el campo y el compromiso de mis padres por trabajar con personas que la sociedad despreciaba. Incluso en la India nuestras experiencias de vida eran bastante fuera de lo común y por mucho que haya amado mi infancia, todos los niños desean adaptarse.

Un día, la hija de un diplomático se burló de mí porque mi madre trabajaba con mi padre. La pequeña Claudia Knowles estaba ahí, con su cabello rubio sujeto con listones perfectos y su acento británico estirado, e insistía en que no era posible que mi madre fuera médica.

—Seguramente es enfermera, todas las mujeres con empleo son enfermeras —enfatizó con desdén la palabra «empleo», como si describiera a una rata o a una cucaracha—. Y la mayoría ni siquiera son eso, son madres como se debe, que se quedan en casa e invitan a sus amigas a tomar té.

No recuerdo cuál fue mi respuesta, pero nunca olvidaré su mirada de asombro cuando le di un puñetazo en la nariz.

En resumen, peleaba con los niños en el patio de juegos e intercambiaba réplicas ingeniosas con las niñas después de la escuela; lanzaba el gancho derecho que mi hermano Carl me había enseñado en las narices respingadas de niñas británicas. Una niña de rizos perfectos también lo padeció después de que se burló de la ropa que yo insistía en ponerme, para disgusto de mi madre. Otros me llamaban estúpida y cantaban canciones crueles para mostrar su desprecio.

Una mañana desperté y me di cuenta de que, además de mis hermanos, no tenía un solo amigo. Un poco antes de la pubertad, cuando la mayoría de los niños se hacen conscientes de su posición social, reconocí de pronto la tragedia de mi situación. Estaba acostada en la cama y reconocí que si no cambiaba nunca tendría una amiga en toda mi vida. «Tengo que dejar de pelear», pensé. «Pero ¿cómo?». Yo era tan terca entonces como ahora y no quería ser una pusilánime.

Empecé a pensar en la gente que tenía en mi vida y a preguntarme quién peleaba menos. Quizá podía averiguar cómo le hacían para encontrar una perspectiva distinta.

No tuve que buscar mucho tiempo la respuesta: mi madre. Ella nunca peleaba con nadie. Por supuesto que no se revolcaba en el polvo, ni siquiera discutía cuando no estaba de acuerdo. ¡Y no era una pusilánime! Era capaz de lograr lo que quería en la vida y lo hacía sin pelear.

Pensé en la manera en la que consideraba cada situación con alegría y humor. Incluso cuando no estaba de acuerdo con lo que alguien decía, ella seguía mostrando curiosidad por la persona y consideraba que quizá tenía otra cosa valiosa que ofrecer. Tenía esa sabiduría particular de la gente con un profundo amor propio: era fuerte, aunque flexible al mismo tiempo, como los rollos de seda que veía en nuestros paseos por el mercado.

Me di cuenta de que si quería disfrutar mi vida y a la gente que estaba en ella, tendría que dejar de pelear con los niños que se burlaban de mí e interactuar con ellos de manera más positiva. Tenía que actuar más como mi madre; regalarles humor, sabiduría, amor propio y cualquier otra herramienta a las personas que me desafiaban para así poder enfrentar su hostilidad sin pelear.

Ese momento fue fundamental para mí. Desde entonces he construido relaciones sólidas con otros, y a la mayoría de la gente le parece difícil creer que alguna vez tuve problemas para hacer amigos. Más de noventa años después soy consciente de que fue un cambio de perspectiva que me afectó de varias maneras. No solo aprendí a dejar de pelear con otros niños, aprendí a no luchar con *la vida misma*.

Ahí, recostada en la cama, decidí cambiar la dirección de mi energía: tenía que comprometerme con la vida, en lugar de combatirla; en particular cuando las cosas se ponían feas. De ese momento en adelante comencé a dejar que la vida me enseñara, incluso cuando yo no estuviera de acuerdo o me doliera.

Empecé a dirigir mi energía para averiguar qué me ofrecía cada reto, en lugar de vaciarme luchando por cambiar lo que estaba pasando. Al hacerlo me hice fuerte, aunque suave y flexible. Como la seda. Como mi madre.

Hay muchas cosas en la vida que no comprendemos en el momento en el que están sucediendo. Ese día, en cama, pensé que solo estaba resolviendo mis problemas sociales; sabía que era un cambio importante de pensamiento, pero no tenía idea de lo trascendental que sería. Ese simple concepto, dejar de pelear, llegaría a ser una de las comprensiones más importantes de mi vida. Provenía del dolor, de la soledad, el rechazo y el miedo de que las cosas nunca cambiaran. Hasta ese momento no me había sentido ni alegre ni ligera, me sentía pesada y sombría. Sin embargo, ese fue el instante en el que todo cambió para mí.

Esto es verdad para muchas cosas en la vida: son los retos los que nos hacen avanzar. Pienso en el doctor Milton Erickson, el gran psiquiatra y psicoterapeuta, cuyas reuniones en mi sala se transformaron en un orgulloso consorcio de profesionales del hipnotismo terapéutico. El interés que tenía Milton en la conciencia —la mente consciente e inconsciente y cómo trabajan juntas— empezó en los largos meses que pasó en cama luchando contra la polio cuando era adolescente. Probó sus teorías en sí mismo, usando el músculo de la memoria de su inconsciente para enseñarle a sus piernas atrofiadas y paralizadas a caminar de nuevo. La década previa a que lo conociera luchó con el síndrome pospolio y tuvo que probar sus teorías de nuevo para permanecer de pie. En ese entonces esa no podía ser una experiencia fácil; sin duda sufrió. Sin embargo, las lecciones que aprendió sobre la mente y el sistema nervioso, gracias a sus preguntas solitarias, lo ayudaron a darle cauce a su grandeza. Lo condujeron al campo profesional que amaba, donde creó un legado que aún sigue vivo.

Milton aprendió a dirigirse al virus que vivía en su sistema nervioso y preguntarle qué podía mostrarle sobre el poder de la mente. Yo tuve que aprender a dirigirme a mi falta de amigos y preguntarle qué podía enseñarme, lo que al final fue dejar de pelear. Nuestras experiencias fueron muy diferentes, pero el cambio de perspectiva fue el mismo: ambos tuvimos que redirigir nuestra resistencia y enfocarnos no en lo que habíamos perdido sino en lo que podíamos ganar.

Sin desafíos no estamos verdaderamente vivos. Me preocupa ver a muchos padres hoy en día que tratan de proteger a sus hijos de los retos. Cuando no dejamos que los niños tomen riesgos y vean las cosas que los asustan, les hacemos daño. Los apartamos del mundo real. Esto los lastima porque impide que crezcan y perjudica a los padres porque los obliga a mantener siempre el papel de protectores. Eso no significa que debamos exponerlos a riesgos innecesarios; la vacuna contra la polio fue algo muy bueno para el mundo; mi madre nos obligaba a usar zapatos para protegernos de escorpiones y víboras. Pero un poco de peligro es bueno para los niños.

Numerosos caminos espirituales hablan de la relación entre el crecimiento y el sufrimiento. No podemos evitar sufrir y tampoco deberíamos impedir todo el tiempo que nuestros hijos sufran. Los niños necesitan saber que pueden crecer y curarse, y tienen que padecer un poco de dolor para que eso suceda. Los adultos también lo necesitamos; tenemos que demostrar mediante nuestro propio crecimiento cómo redirigir nuestra energía hacia la vida después de un período de dolor.

Redirigir la energía es una elección que requiere lo mejor de nosotros, en particular cuando es difícil. Hacerlo tiene un efecto inmenso en nuestra experiencia de la vida: nos ayuda a volver a comprometernos con el mundo a nuestro alrededor, dar lo mejor de nosotros mismos y recibir a su vez lo mejor.

Tomar esa decisión a veces requiere un gran esfuerzo de nuestra mente consciente. Entonces, ¿qué deberíamos hacer cuando la vida nos reta de esa manera y nos falta vitalidad para hacer el esfuerzo? Ahí es cuando podemos permitir que otras partes de nuestra conciencia nos echen una mano.

Capítulo 27

EL PAPEL QUE JUEGAN LOS SUEÑOS

Cuando nos aliamos con nuestra mente consciente, esta se vuelve una colaboradora maravillosa. El pensamiento positivo tiene el poder de hacer cambios drásticos tanto en nuestra vida como en nuestra salud. Pero por más que lo intentemos, no siempre podemos superar de inmediato nuestra resistencia a los desafíos. Volverlo un hábito lleva tiempo; e incluso cuando ya lo es, los eventos repentinos y circunstancias recurrentes que nos hacen caer pueden dificultar que lidiemos con nuestra mente.

Por eso, los momentos en los que enfrentamos nuestros mayores desafíos son algunos de los más importantes para que investiguemos nuestros sueños. Piénsalo de esta forma: si no puedes hacer nada con tus pensamientos conscientes, siempre existe la posibilidad de ir a dormir y ver qué pasa.

Los sueños son importantes a lo largo de la vida. Son la manera en la que nuestro subconsciente, y en ocasiones incluso el inconsciente, nos habla. A veces se nos aparecen seres poderosos como guías, ancestros y otras personas que quizá conocimos en vidas pasadas. Otras veces pueden mostrarnos las respuestas a nuestros problemas o al menos ayudarnos a verlos bajo una nueva luz. Si eres una persona que cree que los sueños provienen de algún lugar o de alguien distinto a ti no importa. Ya sea que signifiquen ayuda del más allá o solo ayuden desde los oscuros recovecos de nosotros mismos adonde en general es difícil acceder, pueden ser de gran utilidad.

La gente ha usado los sueños como guía durante miles de años. Es muy conocido que José, hijo de Jacob, se guiaba por sueños en el Antiguo Testamento (o en la Torá). Los sueños ayudan a los chamanes de diferentes culturas y su interpretación es una parte fundamental tanto de la doctrina freudiana como de la junguiana. Muchas personas han soñado eventos futuros, incluso se dice que el presidente Abraham Lincoln soñó con su propio asesinato unas noches antes de que sucediera. Usar los sueños como fuente de sabiduría traspasa culturas, religiones y épocas.

Siempre he recurrido a los sueños para guiar mis decisiones. Exhorto a mis pacientes a que hagan lo mismo. Esto no significa que siempre debamos interpretar nuestros sueños de forma literal. A menudo los sueños usan simbolismos para darnos a conocer su punto de vista. Si a ti no te interesa el simbolismo en la vigilia, es posible que te sientas vulnerable al intentar interpretar los símbolos de tus sueños. Podrías preguntarte: «¿Qué sé yo sobre la interpretación de los sueños?». El punto clave para entenderlo es que, puesto que el sueño vino de *tu* mente (o de tu guía, tu ser superior, tus ancestros o vidas pasadas, lo que sea que creas), *tú* eres el más adecuado para interpretarlo. Tus sueños fueron hechos precisamente para ti; eso significa que es muy posible que sus símbolos expresen un significado para ti. Si piensas que tu sueño significa algo, probablemente así sea.

Una mujer vino a unos talleres sobre salud holística que di en la década de los setenta. Su historia era desgarradora: encontró a su marido en el momento en que abusaba de uno de sus dos hijos. De inmediato se divorció y él había ido a la cárcel por violación, pero después lo liberaron sin avisarle a ella y secuestró a ambos niños. Cuando nos conocimos hacía ya varios años que no había visto a sus hijos. No tenía idea de dónde estaban. En esa época había muy pocas maneras de rastrear a la gente que huía así, por lo que más o menos estaba resignada a la idea de que nunca los volvería a ver.

Su situación era en verdad imposible. Yo no iba a decirle que perdonara a su marido o que «superara» su dolor ni tratara de curarlo, ni nada de eso. Algunas situaciones son terribles y sencillamente no tienen remedio.

Sin embargo, pude ayudarla a sobrellevar sus días. Uno de los síntomas más preocupantes de su dolor era que le resultaba imposible dormir, ya que no dejaba de tener la misma pesadilla. Noche tras noche veía a su exesposo en la cocina, de pie frente a sus hijos. En el sueño, ella cogía un cuchillo y lo apuñalaba. Pero en el último momento, él siempre levantaba a uno de los niños y ella terminaba apuñalándolo en lugar de a él. Esa pesadilla la atormentó durante años.

Conforme trabajamos con el dolor de lo que les había pasado a ella y a sus hijos, se dio cuenta de que el sueño trataba de decirle lo que pasaba cuando dirigía su energía hacia su exesposo: estaba creando un ciclo repetido de odio, y lo que sus hijos necesitaban era su amor. Logró entender que su odio por su exesposo la estaba consumiendo. Le tomaba una enorme cantidad de energía, la cual sería mejor utilizada como amor hacia sus hijos, quienes sin duda estaban enfrentando también una tragedia imposible. Su odio no podía ayudarlos, solo su amor podía hacerlo.

No quiero decir que encontré una solución para ella, no lo hice. Si hubiera podido cambiar algo de la situación y regresarle a sus hijos, sin duda lo habría hecho. Pero hice algo que sí estaba en mis manos: le di un poco de contexto al recorrido de su alma. La ayudé a extraer una lección de amor de ese dolor puro. Realmente tenía que buscar la lección; y cuando lo hizo, la encontró, y eso la levantó. En parte, así pudo cambiar su enfoque para regresarlo otra vez al amor que sentía por sus hijos. Esto no cambió la manera como se sentía por la situación, pero sí cambió el lugar al que dirigía su fuerza vital, que es precisamente lo que sus sueños le pedían hacer. Dirigió su energía hacia algo constructivo.

Muchos de mis pacientes han recibido orientación similar en sus sueños. La gente recibe guía en cuanto a su propósito, su salud, sus decisiones. Los sueños aclaran las preguntas que son demasiado complicadas para la mente consciente.

Entonces, ¿cuál es la mejor manera de recibir orientación de tus sueños?

Empieza por preguntar. Pide un sueño y prepárate para recibirlo. Recuerda que no tiene que ser algo espiritual o sobrenatural, si eso no te funciona; puede ser solamente psicológico cuando pides que tu sueño te muestre lo que todavía no entiendes.

Cuando tengas un sueño, busca los símbolos. ¿Qué significan para ti? ¿Alguien te visitó en tu sueño? De ser así, ¿qué representa esa persona para ti? Muchas veces el tono del sueño es lo que más información nos da; quizá el contenido no tenga mucho sentido, pero el sentimiento subyacente que lo acompaña puede responder nuestras preguntas y ayudarnos a encontrar la perspectiva que buscamos.

Con el tiempo, esa perspectiva cambiará. ¡Eso es bueno! Registrar los sueños puede ayudarnos a darles sentido más adelante, y mientras más lo hagamos, es más factible que los recordemos; el solo hecho de registrar los sueños envía una señal al subconsciente de que vale la pena recordarlos. Puedes escribirlo, usar artes visuales o hacer una grabación de voz; trata de tomar nota de los sueños importantes que se presentan en tu camino. Hacerlo te ayudará a extraer mayor significado de los mensajes que recibes.

Es bueno hacerlo durante toda la vida. Conforme envejezco, me parece que mis sueños se enriquecen. Pero es particularmente bueno hacerlo cuando enfrentamos problemas que nos afectan de manera repetida. Ya sean problemas físicos, emocionales o espirituales —aunque la mayoría de las veces son los tres—, todos tenemos desafíos crónicos de algún tipo.

Capítulo 28

CUANDO NO DEJAS DE SUFRIR

Si elegimos obtener aprendizaje de todo, empezaremos a confiar en el proceso, incluso cuando nuestras circunstancias actuales parezcan insoportables. Hacerlo es una tarea valiosa. Si tenemos suerte, poco a poco seremos capaces de cambiar nuestra perspectiva de forma automática, sin tener que pensarlo. Esta es una habilidad útil cuando enfrentamos un desafío que se repite.

La ciencia explica cómo funciona esto. Algunos estudios han encontrado una correlación entre patrones de pensamiento y el manejo del dolor crónico.[18] Por eso, ahora se recomienda la terapia cognitiva conductual (TCC) para las personas que padecen trastornos recurrentes como artritis reumatoide y migraña, que son afecciones graves, episódicas y que con frecuencia producen dolores crónicos y debilitantes. Estos padecimientos incluyen síntomas que siempre siguen el mismo patrón. No obstante, si cambiamos la manera en que pensamos sobre el dolor es posible interrumpir ese patrón, aunque sea ligeramente, y eso tiene un efecto importante.

Algunas personas que padecen dolor crónico incluso son capaces de permitir que su dolor les proporcione información sobre actividades que les dan sentido. Mi siempre positiva amiga Evelyn, quien recorrió el Camino de Santiago como expliqué en el capítulo 18, ha vivido con dolor crónico durante años. Ha aprendido a pintar cada vez que tiene una crisis, lanzando colores con su pincel cuando es demasiado para ella. No deja de pintar sino hasta que siente lo que ella llama el «tintineo» —la alegría, la dicha, la liberación— y en ese momento guarda sus pinturas y sigue con su vida. A estos trabajos ella les llama «*pain-tings*».* La actitud de Evelyn demuestra lo que es posible cuando abrimos nuestro entendimiento. Creo que esa es una de las principales lecciones que puede enseñarnos el dolor crónico: el poder de nuestra propia perspectiva.

Otra paciente, a quien sigo tratando, padece degeneración macular. A la mayoría de las personas les parecería aterradora la pérdida lenta de la vista. Sin embargo, ella afirma que en ausencia de la vista física es capaz de percibir más. Una vez me dijo:

—Quizá esté perdiendo la vista, pero no estoy perdiendo la visión.

Ha aprendido a aceptar el proceso y a utilizar la información que le brindan sus otros sentidos. Tiene más claro lo que quiere lograr con la vista que le queda. Esto no significa que perderla sea menos trágico, pero brinda un contexto útil que vincula su desafío con su propósito. No solo eso, también inspira a otras personas. Mis ojos centenarios dejaron de funcionar lo suficiente como para permitirme manejar. Esto me da mucho que pensar en cuanto a la afirmación de mi paciente. Cuando me quedo en casa, escucho audiolibros e imagino lo que quiero hacer y crear. Tengo más tiempo para organizar mis próximos pasos y me siento agradecida por ello.

En ocasiones surgen desafíos recurrentes para mostrarnos lo que hemos descuidado o las partes de nosotros que no pudimos alimentar en el pasado. Hace poco trabajé con una paciente, Sarit, que vino a verme a mi casa.

---

* Juego de palabras: *painting* = pintura, *pain* = dolor, *ting* = tintineo [N. del T.].

Sarit tenía una carrera creativa muy apropiada para ella, pero tenía que pasar muchas horas frente a la computadora. Sentía dolor y tensión constantes en el hombro derecho que le dificultaban trabajar cada vez más, sobre todo cuando su tiempo en línea aumentó por la pandemia de COVID-19. Se sentó a mi lado, rodeada de las reliquias de mi vida, y me preguntó qué podía hacer.

Mi respuesta fue hacerle preguntas. Le pregunté si había usado el hombro derecho con mucha frecuencia cuando era niña o adolescente; ella me explicó que había pasado muchos años como pícher de *softball*, donde usaba siempre el brazo derecho. Su rostro se tensó al decirlo, así que le hice más preguntas para escuchar los recuerdos que tenía de esa época. ¿Le caían bien sus compañeras de equipo? ¿Le gustaba el juego?

Miró sobre mi hombro una planta que estaba en el alféizar, como si tratara de recordar. Al principio fue rápida para subrayar que el juego le gustaba, pero después se moderó.

—Supongo que era más algo de mi papá que mío. Él quería que yo jugara y yo deseaba complacerlo. Es cierto que llegué a ser muy buena, pero no sé si yo habría elegido ese deporte en particular.

Esa afirmación me pareció extraña.

—¿Qué habrías elegido? —pregunté.

El rostro de Sarit se iluminó, pero de inmediato se ensombreció un poco.

—Ah, sin duda hubiera sido bailarina. Siempre soñé con eso —respondió.

Luego me explicó que cerca de su escuela había un estudio de danza muy conocido al que asistían muchas de sus amigas. Pero a los padres de Sarit les preocupaba que el estudio promoviera los estereotipos del cuerpo ideal, y no querían que su hija los adoptara. Al mantenerla alejada de la escuela de danza y animarla a que jugara *softball*, sin querer hicieron que Sarit interiorizara un mensaje diferente.

—Supongo que pensé que, como querían que jugara *softball*, no era lo suficientemente buena para la danza. Quizá ese no era el mensaje que querían enviarme; como madre ahora me doy cuenta. Pero eso fue lo que escuché en ese momento —explicó, mirándome con los labios apretados.

Le sugerí a Sarit que agregara la danza a sus actividades; no para salir en escena, sino para divertirse. Ella empezó a integrar descansos de cinco minutos durante su trabajo en casa y poco a poco su hombro empezó a liberarse. Su falsa identidad —la jugadora de *softball* que no era lo «suficientemente buena» para bailar— era lo que le provocaba el dolor. De hecho, su afección trataba de mostrarle que sí podía bailar. Como adulta, Sarit ahora era completamente responsable de su vida. Lo único que le impedía bailar era ella misma.

Ese día en mi casa, Sarit aprendió que podía elegir levantarse y bailar siempre que sintiera que la tensión en su hombro aumentaba. La tensión era una invitación y ella eligió aceptarla. Los problemas crónicos funcionan exactamente así: nos brindan la oportunidad de practicar la búsqueda y tomar decisiones de manera repetida.

A lo largo de los años he atendido a muchos pacientes con enfermedades crónicas. Estos padecimientos, difíciles de medir y a veces mucho más difíciles de tratar, justifican un tratamiento holístico según la comunidad médica en general, porque es claro para todos que implican una serie compleja de factores individuales para cada paciente. (Yo creo que casi todas las enfermedades funcionan así, pero no todos están de acuerdo conmigo en ese punto).

Me encanta trabajar con pacientes que presentan síntomas crónicos porque, en muchos casos, es más fácil para ellos establecer la relación entre sus síntomas y su vida. Después de intentar varias «soluciones temporales» que no funcionaron, están listos para considerar su situación desde una perspectiva más amplia.

Durante varios años trabajé de manera regular con dos mujeres de mediana edad que padecían síntomas crónicos de lupus. Tratar ambos casos de manera conjunta me permitió considerar sus síntomas y maneras de abordarlos para resolverlos al mismo tiempo y advertir que lo que ayudaba a una no necesariamente tenía el mismo efecto en la otra.

Una de estas pacientes, Janet, mostraba cierto progreso. Con el tiempo la vi mejorar su manera de lidiar con sus síntomas. El lupus la obligó a llevar distintas dietas, adoptar nuevas rutinas de sueño y ejercicio, y adaptar su vida social a un ritmo más lento. El lupus le estaba enseñando cómo vivir una vida más equilibrada. A menudo llegaba a mi consultorio tan feliz que me era difícil creer sus síntomas —dolores de cabeza terribles, dolor en las articulaciones, inflamación—, porque yo no podía imaginar que tuviera tantos problemas en su vida cotidiana y aun así se las arreglara para conservar una actitud positiva.

La otra paciente, Laura, estaba atorada. No solo ella se sentía así, sino que yo creía que la energía a su alrededor estaba estancada, como si hubiera algo que no pudiera o quisiera liberar. No pretendo minimizar lo que estaba viviendo, el lupus es una afección difícil que afecta de forma profunda la vida de quienes lo padecen. Pero parecía que Laura estaba de alguna manera más enfocada en el lupus que en su vida. Por lo tanto, aunque todo lo que intenté con Janet también lo hice con Laura, los síntomas de esta última nunca disminuyeron.

Como trataba a las dos, deseaba desesperadamente que Laura pudiera adoptar la actitud de Janet. Ambas mujeres sufrían, ambas padecían un patrón inflamatorio en el cuerpo; pero mientras Laura sufría, la mayor parte del tiempo Janet no. Parecía que el lupus de Janet se integraba a su fuerza vital en lugar de vaciarla; aprendía lecciones de vida de su cuerpo, como encontrar un propósito y fluir, decir *kutch par wa nay* a los alimentos y actividades que no le funcionaban, practicar un cuidado amoroso de ella misma y apoyarse en su comunidad. Ella permitía que le enseñara a vivir mejor.

Me preguntaba cómo podía hacer que Laura aprendiera de Janet.

Para entender cómo estas dos mujeres abordaban de manera tan distinta su experiencia, consideremos lo que pasamos cuando el dolor se apodera de nosotros. En ocasiones nos toma por sorpresa lo que nos manda la vida. Recibimos un diagnóstico grave, sufrimos un problema financiero difícil o una relación se rompe. ¿Cómo podemos encontrar el aprendizaje en los momentos de mayor dolor? ¿Cómo podemos convencernos de buscar las lecciones disponibles cuando sentimos que nuestro corazón, nuestro cuerpo, nuestras esperanzas están rotos de forma irreparable?

Capítulo 29

EN LOS MOMENTOS IMPOSIBLES

Es hora de que te cuente mi momento imposible. Tenía casi setenta años cuando recibí la prueba más grande de mi quinto secreto que jamás haya vivido.

Un día, cuando tenía ochenta y pocos años, una persona que conocí mientras viajaba me dijo que, puesto que yo era tan feliz, seguramente «la había tenido fácil». Yo me reí y respondí: «Querida, ¡si supieras!». Acababa de salir de la década más difícil de mi vida. No solo eso; mi dolor había sido extremadamente público. Todos en mi comunidad sabían los pormenores de lo que había pasado: cómo Bill abandonó nuestra colaboración —tanto nuestro matrimonio como nuestro negocio— para irse con una enfermera de la clínica.

Lo que no todos sabían era que no era la primera vez que él había considerado terminar nuestro matrimonio, porque eso yo no se lo había contado a casi nadie. Hubo otra enfermera cuando vivíamos en Ohio; aunque él nunca lo confesó, y yo tenía mis sospechas, creí que lo que me decía era verdad. Todo lo que supe de cierto fue que, de pronto, me anunció que hacía seis meses que llevaba los papeles de divorcio en el portafolio y quería que yo los firmara lo más pronto posible. En esa época teníamos cuatro hijos de menos de diez años y el divorcio no era tan común. Me había dejado conmocionada; yo no había hecho nada malo. Había pasado muchos años criando a nuestros hijos mientras él estaba en el servicio militar, y dirigiendo nuestra clínica sin él porque estaba apostado fuera del estado. Había sido particularmente difícil porque la madre de nuestra enfermera estaba enferma y también vivía fuera del estado, por lo que ella tenía que viajar con frecuencia para visitarla (un argumento que de pronto empecé a cuestionar). Le expliqué mi punto de vista: que nos habíamos comprometido uno con el otro el día que fuimos al altar. Habíamos cumplido ese compromiso durante doce años, hecho nuestra vida juntos, tenido hijos y yo quería que siguiéramos juntos. Cualquier cosa que no estuviera bien la podíamos arreglar.

Fuimos hasta Kansas para tomar orientación matrimonial intensiva durante una semana. De acuerdo con la recomendación del consejero, traté de ser más dócil (o alguna otra palabra que no entendí). Recibí el mensaje de que para Bill yo era demasiado testaruda. Él percibía mi ambición como autoritarismo. La manera en la que Bill y yo siempre interactuamos —compartir ideas, tener largas discusiones filosóficas, trabajar uno al lado del otro como socios y cónyuges— era poco sana porque esa no era la forma en la que los esposos, y en particular las esposas, debían comportarse entre sí. Era la década de los cincuenta y yo había interiorizado muchas ideas sobre las mujeres y la sumisión. Cuando me casé con Bill creí que él era un hombre diferente, que quería un tipo de esposa distinto, pero parecía que me había equivocado en eso. Fue decepcionante y confuso, pero me lo tomé a pecho. Retrocedí un poco y dejé que él guiara el camino.

Poco tiempo después, Bill nos llevó a Arizona e inició nuestro interés por las modalidades alternativas de sanación. «¡Ajá!», pensé. «¡Entonces sí quiere a una compañera, no solo una esposa!». Nuestra relación laboral se fortaleció, así como nuestra amistad. Ambos crecimos enormemente durante las décadas que siguieron. Juntos participábamos en talleres, conferencias, simposios; fotocopiábamos boletines informativos para enviar a todo el mundo y poníamos los timbres en cada sobre. La clínica que dirigíamos era conocida y exitosa, y teníamos muchos amigos en la comunidad que consideraban nuestro matrimonio como un pilar de lo que era posible cuando dos grandes mentes se unían. Nuestras conversaciones privadas se alargaban hasta entrada la noche; en ellas nos motivábamos el uno al otro hacia nuevos conocimientos y posibilidades. Hacíamos muy buen equipo en la crianza de los niños y con alegría trajimos dos más al mundo, en Arizona. Creía que el consejo del terapeuta matrimonial nos había ayudado a dar el siguiente paso en nuestra maravillosa vida juntos. Mi naturaleza curiosa y rebelde era bienvenida, siempre y cuando lo dejara ganar la mayoría de las discusiones y le permitiera asumir el papel principal en nuestra vida pública. Nuestros hijos crecieron y se casaron; nosotros nos convertimos en abuelos. La vida siguió.

Pero un día, 35 años después de su primera solicitud de divorcio, Bill empezó a presionar para que una de las enfermeras de nuestra exitosa clínica se convirtiera en la administradora. Eso significaba que yo tenía que ceder mi función directiva. La idea me pareció extraña; aunque era buena enfermera, no era una líder nata, de hecho, a casi nadie le caía bien, salvo a Bill. Iban juntos en viajes de negocios y a veces se quedaban hasta tarde en el consultorio. Varias veces le pregunté por su amistad con ella, que había aumentado considerablemente durante los años que trabajó con nosotros, pero él siempre se reía de mis inquietudes.

Me opuse a su propuesta de cambio administrativo y le sugerí que fuera al cañón de Oak Creek, nuestro lugar favorito para hacer exámenes de conciencia, para que considerara si era ella o yo... en la oficina, por supuesto.

Todo ese fin de semana recé para que el Bill McGarey que yo conocía entrara en razón. Tuve muchas pláticas con Gladys, tanto con la pequeña parte de mí que quería seguir luchando como con la doctora y consejera sabia que la llevaba por el buen camino. Gladys tenía miedo, pero la doctora Gladys estaba segura de que superaría lo que fuera.

Lo que pasó fue lo peor que pudo haber pasado, o así me pareció en ese momento. Bill regresó a casa y, de golpe, me dio una carta que ya le había dado a nuestros seis hijos adultos, así como a la junta de directores de nuestra clínica. En ella explicaba que su alma necesitaba estar sola y que, en consecuencia, él y yo nos íbamos a divorciar. Era la primera vez que yo lo escuchaba, pero para entonces todo el mundo ya lo sabía. Bill explicó que eso era lo correcto, que era una parte integral del camino de su alma. Supongo que nunca consideró el camino de la mía. Llevábamos 46 años casados.

Esa noche se mudó al cuarto de visitas y poco después se fue de la casa. Se llevó casi todas sus pertenencias, quizá para dejar claro que no volvería. Una de las pocas cosas que dejó fue el par de viejas pantuflas. Mientras me paseaba por la casa los días posteriores a su partida, quejándome y sollozando, tratando de mantener mi cuerpo en movimiento para no paralizarme de miedo, no dejaba de verlas. Sentía que me hacían un guiño.

Por último, la doctora Gladys salió a escena. «Veamos, Gladee, mamá siempre ha dicho que para entender a alguien necesitas ponerte en sus zapatos. Ponte los zapatos de Bill. Trata de entender».

Me tomó toda mi fuerza vital seguir su consejo.

Caminé con esas pantuflas todo el día y casi toda la noche, deambulando por la casa y el jardín. Fue ahí donde acabé, gritando.

Varios meses después de eso, Bill me envió otra carta. Llegó por correo postal. Era una invitación a su boda con esa enfermera que acabó de administradora, a la que puso a cargo de la clínica que alguna vez fue nuestra, la clínica que me obligaron a abandonar para que ellos pudieran dirigirla juntos. Resultó que su alma no necesitaba estar sola durante tanto tiempo.

Siempre estuve dispuesta a creer su historia de que solo eran buenos amigos, a pesar de mis sospechas. De cualquier manera, pensaba que teníamos un matrimonio sólido, uno en el que habíamos sido verdaderamente una pareja en todos los aspectos. Su decisión de marcharse había destruido todo y esa invitación dejó clara la razón de esa elección. Las décadas que estuvimos casados me parecieron una farsa. Nunca me había sentido tan dolida y humillada.

De todos los lugares posibles, envió la invitación a mi nueva clínica. Apreté los dientes y pude sobrellevar el día. Pero en el largo camino de regreso a casa mis manos apretaban con fuerza el volante mientras avanzaba a toda velocidad por la autopista y empecé a gritar. No era el lamento de agonía que lancé en el jardín; era algo más profundo que empezó como un quejido, se convirtió en gruñido y acabó como rugido. Era rabia pura y simple; la misma que usé con el puño en el patio de juegos, la misma que me obligó a luchar para sobrevivir. Le gritaba a Dios, le gritaba a Bill, le gritaba al universo, le gritaba a la vida misma. Grité casi diez minutos seguidos; sentía que no podía parar. Me di cuenta de que no quería.

Luego, de manera tan súbita como empecé a gritar, me detuve.

En ese momento me di cuenta de que algo desconocido me esperaba. Surgió la doctora Gladys y tomó el control. Hasta entonces, hasta donde sabía, mi futuro era estar casada con Bill; pero ahora un futuro que nunca había imaginado se abría frente a mis ojos. Y en ese futuro había algo que valía la pena agradecer. Tenía una oportunidad por delante. La situación tenía algo que enseñarme, aunque no tuviera idea de qué era ese «algo».

Recordé a mi madre, suave y fuerte como la seda. Recordé a las niñas de la escuela que me llamaban «Trasero feliz», un eufemismo para el juego de palabras de mi nombre «Glad-ass».** No

---

** Juego de palabras por el nombre de la autora, Gladys: *glad*, alegre; *ass*, trasero [N. del T.].

podía cambiar la decisión de Bill, pero podía cambiar mi respuesta a ella y sentirme contenta. «Incluso ahora, hay algo por lo que puedo sentirme agradecida», me aconsejó la doctora Gladys al tiempo que Gladys volvía a entrar a la autopista. Unos días después solicité una nueva placa para el coche que usaría durante muchos años. Decía «Alégrate».

Seguí manejando por las afueras de Phoenix, con la disolución pública de mi matrimonio a plena vista, pero sintiéndome agradecida a pesar de todo. Metí el coche al estacionamiento de la nueva clínica que había fundado con mi hija Helene, para la cual pudimos conseguir un préstamo privado a pesar de que yo superaba la edad de la jubilación. Escuché esa parte de mí que sabía qué hacer, encontré las enseñanzas y descubrí que la vida seguía.

No importa qué tan conmocionados estemos, no importa cuánto creamos que no podemos manejar lo que está sucediendo, existe una parte de nosotros que sabe exactamente qué hacer. Siempre hay una vocecita que nos puede guiar para lidiar con lo que la vida nos ofrece. A mi parte sabia la llamo doctora Gladys. Tú puedes llamar a la tuya como quieras; te aseguro que tienes una. Cada uno de nosotros tenemos la sabiduría para superar los momentos imposibles. Debemos creerlo.

Cuando enfrentamos los desafíos más difíciles de la vida, como el mío en el coche, y decidimos buscar la sabiduría y las enseñanzas, sin importar cuánto duela, eso vuelve a encender nuestra fuerza vital. Lo sentimos suceder. Es transformador, es un salto, una repentina sensación de libertad en nuestro movimiento. Se siente como algo inmensamente poderoso, porque lo es.

Luego la vida sigue, igual como lo hacía antes de nuestro momento imposible. Aparecen nuevos desafíos y seguimos intentando sacudirnos, determinados a elegir lo liviano. La sanación no ocurre de inmediato en el momento elegido; es un proceso constante. Pero conforme avanzamos, algo mágico sucede: empezamos a deshacernos cada vez más del dolor del pasado. Nos damos cuenta de que podemos aprender lecciones de nuestro viejo sufrimiento y que estas pueden afectar la manera en la que abordamos lo que viene.

Capítulo 30

LECCIÓN TRAS LECCIÓN

Considerar que la vida es una maestra significa que, mientras estemos vivos, habrá más enseñanzas. No hay prisa, las lecciones llegan en su momento.

Poco después de que Bill se fuera, mi nuera Bobbie, que es ministra de la iglesia, me dijo:

—Esto es parte del tapiz de tu vida. Si lo miras demasiado cerca solo ves los hilos y los nudos, la parte trasera del tapiz. Pero conforme avanzas empezarás a ver toda la imagen.

Tenía razón.

Me llevó varios años aprender las lecciones de mi divorcio. Aunque mi actitud hacia encontrar las enseñanzas cambió en un momento, en realidad no las recibí todas ese día en el coche, ni de lejos.

En los años que siguieron me di cuenta de que el deseo de Bill de estar con otra persona era razón suficiente para que nosotros no pudiéramos estar juntos, por más que yo quisiera seguir casada con él. Entendí que los años que pasé reprimiéndome para poder ser la esposa recatada que él necesitaba ayudaron en un principio. De hecho, quizá esa fue una de las razones principales de la primera sacudida de nuestro matrimonio: que yo retrocediera le permitió a él guiarnos a ambos hacia el siguiente paso en nuestra vida y nuestra carrera. Si él no hubiera sido dominante, ¿me habría abierto a todas las personas e ideas que llevó a nuestra casa? Si no me hubiera obligado a mudarnos al oeste, ¿yo habría estado de acuerdo en irme?

Pero, con el tiempo, colocar mis necesidades después de las suyas había afectado la misión de mi alma. Eso, aunado a mi vieja creencia de no ser inteligente, provocó que yo lo mantuviera en el papel de líder de nuestro trabajo conjunto hasta mucho tiempo después de que dejó de ser útil. Lo dejaba escribir los boletines informativos, le pedía que reescribiera mis discursos y fui la «y Gladys» en «los doctores Bill y Gladys McGarey».

Mi alma tenía mucho que aprender de ser la doctora Gladys por mí misma. Y aunque sentía que mi divorcio era el final de mi vida, estoy aquí, 34 maravillosos años después, para decirte que no fue así. De hecho, mi vida mejoró mucho a partir de entonces. Empecé a escribir libros, a liderar por derecho propio y me convertí en la persona que estaba destinada a ser. Dirigí la nueva clínica con mi hija Helene durante otro cuarto de siglo.

En esa época enfrenté muchos otros desafíos. El mayor, por mucho, fue la muerte de nuestra brillante y testaruda hija, Analea, mi amada Annie Lou, que murió de cáncer cuando tenía cincuenta y pocos años. También fallecieron mis cuatro hermanos. Perder gente es una de las grandes tragedias que experimentamos. La muerte misma es un reto, ya sea la enorme pérdida de alguien muy cercano a nosotros, la de una mascota o incluso la pequeña tristeza que sentimos al ver un pájaro muerto al otro lado de la ventana. Pero debemos aprender a darle a la muerte de otros un espacio en nuestra vida al tiempo que encontramos la gratitud, porque tarde o temprano todos tendremos que vivirla. La muerte forma parte del día a día; está ahí conforme la vida pasa y fluye. Tenemos que vivir el duelo de la muerte, de lo contrario nos apartamos de la vida. Debemos dejar que nuestros hijos la vivan, tenemos que voltear hacia ella durante toda la vida o nos cerraremos a la realidad de estar vivos.

Mi divorcio fue una especie de muerte y las lecciones que aprendí de él me guiaron en los períodos de luto que siguieron. «Alégrate» seguía conmigo, no solo en la placa del coche sino como filosofía de vida. Ese momento en el automóvil no cambió todo, pero sin duda fue el principio de un gran cambio. Fue la misma lección que aprendí en la infancia, aunque más profunda: qué tanto es posible cuando elegimos no pelear.

Pero me tomó una buena década trabajar cada detalle de la ira y la traición. Al final me di cuenta de que seguía amando a mi marido; aún lo amo. Aún amo al Bill McGarey con quien me casé. Era mi pareja, mi amigo. Su alma y mi alma estaban destinadas a caminar juntas, y terminamos esa caminata.

Entre más lo procesaba, más lecciones nuevas aprendía. Durante mucho tiempo me identificaron como la esposa de Bill. Los primeros años después de que se marchó seguí aferrada a esa identificación: era la primera esposa de Bill, la esposa divorciada de Bill, a la que había abandonado. Me llevó tiempo superar esa nueva identidad; cuando lo hice, pude aceptar el papel que siempre estuvo a mi disposición: la amiga de Bill. Eso es lo que considero que somos ahora, aunque falleció hace años. Somos amigos. Somos dos personas cuyas vidas se entrelazaron y que sin duda se volverán a encontrar en alguna otra versión de vida por venir. Aprendimos tanto cuando estuvimos juntos, que seguramente no hemos terminado.

Con frecuencia son las identificaciones obsoletas las que nos causan dolor. Aquí también es importante considerar a la vida como una maestra porque nos constituye como alumnos. Esta es quizá una de las identificaciones más importantes en la vida. Podemos ser hija o hijo, padre o madre, hermano, hermana o amigo; podemos ser religiosos, espirituales o ateos; podemos provenir de este o aquel país, o tener una identidad política significativa para nosotros. Sin embargo, entendernos a nosotros mismos como estudiantes de la vida es la más importante de todas. Nos da el contexto tanto de nuestras dificultades como de nuestras alegrías.

De hecho, permite que al menos algunas de nuestras dificultades se vuelvan alegrías.

De nuevo, aprendí esta lección gracias a Janet y a Laura, las dos pacientes con lupus que conociste en el capítulo 28. Resultó que ambas tenían maneras muy diferentes de identificarse con su enfermedad. Un día tuve una sesión de tratamiento con Janet unas horas después de una sesión difícil con Laura, cuyos síntomas no cambiaban. Al pensar en Laura y observar el éxito de Janet, le pregunté a esta última si se identificaba con su dolor.

—Oh, no —respondió—. Tengo dolor, tengo lupus, pero yo no soy el dolor y el lupus.

Describió cómo lidiaba con las crisis; ponía a su «amigo» en una silla al otro lado del salón. Ella era maestra y siempre tenía una silla vacía en el salón de clase. Siempre que el dolor se agudizaba, miraba la silla. «Dolor, tú te quedas ahí sentado y no te atrevas a levantarte», pensaba. «Yo me voy a quedar aquí». Así permanecían sentados, juntos pero separados.

La particular manera de Janet de abordar su enfermedad me pareció tan extraordinaria que la siguiente vez que vi a Laura le pregunté si se identificaba con su dolor. Laura respondió de inmediato que se sentía orgullosa de tener lupus porque había superado muchas cosas.

—De hecho —explicó haciendo un gesto hacia la ventana—, hasta conseguí una placa personalizada para mi automóvil, como la suya, doctora Gladys. ¿La ve?

Me asomé al estacionamiento y ahí estaba su coche, a poca distancia del mío. La placa de Laura decía «lupus».

Quedé asombrada. Malinterpretó por completo mi placa: yo me había identificado con lo que quería imitar, en tanto que ella se había identificado con lo que tenía problemas en superar. No quise sugerirle que ella tenía la culpa del dolor que le provocaba el lupus, pero de pronto entendí por qué sufría tanto.

Con docilidad traté de guiarla para separar su identidad de sus síntomas. Quería que comprendiera que aunque tenía la *experiencia* del lupus, era importante que no se *convirtiera* en el lupus. Me gustaría decir que mejoró como respuesta a esa sesión, pero la verdad es que no fue así. Durante el tiempo que fue mi paciente siguió sufriendo mucho del lupus y no dejó de manejar el coche que se lo recordaba.

Si tienes que lidiar con algo que te parece imposible o quieres gritarle al universo como yo lo hice cuando Bill se fue, es importante reconocer la magnitud de tu desafío. Primero date permiso de sentir su fortaleza. Luego permite que la intensidad te ayude a reconocer que el momento es potente. Se te presenta una oportunidad importante y es buen momento para empezar a cuestionarte. «¿Qué tengo que aprender? ¿Qué me enseña esta experiencia? ¿De qué otra manera puedo considerar esto?». Luego, si puedes, ¡alégrate! Está bien si todavía no puedes sentirte agradecido; celebra tu decisión de intentarlo. Trata de sonreír, y si es posible, haz un esfuerzo por lanzar una carcajada que sacuda tu vientre. Usa tu voz. Hazlo incluso si nada te parece gracioso y no tienes idea de cómo demonios se va a solucionar todo. Recuerda que esto no significa que tú tengas la culpa, quiere decir que tú eres el único que puede cambiar la situación.

También podría ayudarte preguntar, como hizo Janet: «¿Qué más hay en la habitación?». Mira a tu alrededor: ¿es solo tu dolor, tu ira, tu sufrimiento o hay algo más? ¿Hay una silla en la que tu desafío pueda sentarse? ¿Hay algún otro mueble o hay otros personajes como la alegría, la curiosidad o la maravilla? ¿Qué más hay en el salón contigo y dónde te encuentras tú entre todo eso? ¿Eres solo esto terrible que sucede o de alguna manera eres algo más?

Activar dicho cambio de perspectiva requiere práctica. Es extraño las primeras veces y quizá hasta lo sientas forzado. Pero entre más lo hagas, más se convertirá en algo automático. Al final, este sencillo concepto tiene el poder de cambiar tu vida y brindarte una experiencia mucho más placentera y significativa de estar vivo.

Cuando vemos que todo es una elección y que cada momento es una oportunidad de aprender, dejamos de contenernos. Comprendemos que la vida debe ser vivida, tanto lo bueno como lo malo, hasta el último momento.

Práctica

ENCONTRAR LA ENSEÑANZA

1. Este ejercicio no siempre es fácil. Es más una práctica, algo en lo que trabajamos una y otra vez con la esperanza de lograrlo algún día. Sé amable y cuidadoso contigo mismo, siempre.

2. Para hacerlo más fácil, empezaremos con un recuerdo agradable. Piensa en un evento que te enseñó mucho en la vida. Puede ser una lección sencilla o moderada, pero por lo pronto no escojas una lección dura; piensa en algo que no active una reacción emocional fuerte.

3. Ahora deja que tu mente te lleve por las lecciones que has aprendido por ese evento y lo positivo que resultó de ellas. Siente en verdad su positividad; déjala que te inunde como luz de sol. Estás recopilando fuerza para la siguiente parte del ejercicio, así que primero báñate de positividad.

4. Cuando estés listo, permite que tu mente vague hacia algo que sea difícil para ti ahora. Puede estar relacionado con tu salud física o emocional, tus relaciones, finanzas, el mundo a tu alrededor o cualquier otra cosa. Elige algo difícil, algo que te parezca injusto o inmerecido.

5. Ahora, empieza a considerar esta dificultad desde todos sus ángulos. Pregúntate cosas como «¿Qué significa esto a gran escala para mi alma? ¿Qué podría aprender aquí? ¿Qué sabiduría puedo obtener de esta experiencia tan difícil? ¿Cómo puedo cambiar mi relación con el pasado, el futuro o mi vida actual? ¿Qué hay aquí para enseñarme?». Imagínate muchos años en el futuro, viendo este reto en retrospectiva, lo que pudiste aprender de él e incluso cómo pudo ayudarte a crecer y cambiar, a llevarte a una vida más rica. Aunque a veces es difícil superar el dolor o la angustia, trata de hacerlo porque habrá regalos.

6. Luego, pide que un sueño te muestre lo que no ves. Vete a dormir, deja que tu subconsciente te informe el proceso y ve al paso 6 cuando tu sueño haya llegado. Registra tu sueño tan pronto como despiertes para tener todos los detalles, incluso los que no tengan sentido.

7. Considera lo que registraste sobre tu sueño. ¿Cómo podrías interpretarlo? ¿De qué manera los distintos personajes, ubicaciones, frases, acciones o eventos en el sueño te ayudan a entender tu desafío?

8. Cualesquiera que sean las respuestas que encuentres, agradécelas. Eso no significa que agradezcas lo que está pasando, sino que aprecies el milagro de encontrar, aunque sea, una pequeña parte positiva. No importa lo insignificante que parezca, agradece cualquier lección que encuentres y agradécete por ser lo suficientemente valiente para buscarla.

9. Cuando termines, junta las palmas de las manos con los pulgares sobre tu corazón. Esta versión de las manos en oración, o como algunos la llaman,

«manos *namaste*», es un símbolo universal de gratitud. En indostánico, *namaste* significa literalmente «me inclino ante ti». En este ejercicio nos inclinamos ante la vida como maestra.

SECRETO 6

UTILIZA TU ENERGÍA AL MÁXIMO

Capítulo 31

LA ENERGÍA COMO INVERSIÓN

DESDE EL MOMENTO DE MI INFANCIA en que aprendí a no pelear he pasado cada día de mi vida dirigiendo mi energía hacia lo que me hace sentir bien y feliz. Se ha convertido en una vida larga y notablemente feliz, lo suficiente al menos para que mucha gente me pregunte qué hago distinto de los demás. Es difícil formular mi respuesta. Me ha llevado casi 102 años explicarla.

La razón por la que es difícil ponerlo en palabras es que, en el fondo, la respuesta tiene que ver con la energía.

La vida misma es energía.

He vivido muchos años, tratado a muchos pacientes y me he parado en muchos escenarios intentando explicarlo sin que parezca demasiado inusual. La verdad es que no es inusual, está a nuestro alcance aquí mismo. La primera ley de la termodinámica afirma que la energía no se crea ni se destruye, solo se transforma. El mundo que conocemos es energía. Está a nuestro alrededor y está en nosotros. Igual que un champiñón, una flor, una oruga o un elefante están hechos de energía, nosotros también. Nuestra fuerza vital es el aspecto direccional de esa energía, es cómo la energía se mueve a través de nosotros. Es de dónde proviene y adónde va.

Por lo tanto, vivir bien es solo un juego en el que hay que aprender cómo conducir nuestra energía hacia la vida. Requiere que dirijamos nuestra atención amorosa hacia el pulso que fluctúa y fluye en nuestro interior, encontrar el ritmo preciso de esa energía y sumergirnos en él. Cuando lo hacemos, la vida cobra vida, se vuelve una alegre interacción. Encontramos nuestro gozo cada día, momento a momento, en el flujo del amor. Yo soy la prueba viviente.

Para hacerlo tenemos que volver a considerar todo lo que nos han enseñado sobre lo que la vida significa. La vida es aquello que recurre a más vida. Por eso estamos llamados a aceptar el ritmo salvaje de nuestra alma y buscar la razón por la que estamos aquí en cada momento, encontrar lo que nos da vitalidad una y otra vez, y ofrecer nuestra fuerza vital a eso.

En estas páginas quizá hayas notado que me refiero a la fuerza vital, la energía y el amor como intercambiables en cierto sentido. Eso es porque, para mí, los tres son casi lo mismo. Mi primer secreto te enseñó a encontrar la fuerza vital en ti. Mi segundo secreto exploró por qué es importante saber dónde fluye esa fuerza vital. Mi tercer secreto explicó que la fuerza vital se activa con el amor, porque hasta cierto punto *es* amor. Mi cuarto secreto te ayudó a ver cómo amplificamos el amor y la fuerza vital a través de la comunidad. Y mi quinto secreto te exhortó a que recordaras esto incluso en los peores momentos, para obtener lecciones que te ayuden a avanzar.

Mi sexto y último secreto es: *utiliza tu energía al máximo*. Cuando integramos por completo los cinco primeros secretos somos capaces de invertir de manera consciente nuestra fuerza vital en lo que nos reditúa, recurriendo al flujo continuo de luz y positividad. En resumen: **cuando alineamos nuestra energía con la vida creamos una relación compartida para dar y tomar de la fuente.** Ya no tenemos que tratar de crear nuestra propia energía, que de cualquier modo es una batalla perdida porque la energía no se crea ni se destruye. En su lugar, invertimos en la vida la energía que tenemos. Luego, cuando carecemos de lo que necesitamos, sencillamente la pedimos prestada.

La razón por la que dejé este secreto al final es que es el más difícil de explicar. Más que comprenderlo, es algo que se siente. Requiere que hagamos uso de nuestro conocimiento más profundo, el que evita el pensamiento racional y va directo a nuestro cuerpo y alma. Tuve el cuidado de llamar a este secreto «Utiliza tu energía al máximo», y no «Utiliza tu energía con sabiduría», porque a pesar de que la sabiduría es algo hermoso a seguir, mucha gente asocia este viejo adagio con un tipo de sabiduría predominantemente cognitiva. Este secreto no trata de este tipo de sabiduría, trata de la sabiduría de nuestro estado primitivo, la sabiduría de nuestro cuerpo, la sabiduría de los ciclos del universo. Al enfocarnos en orientarnos hacia aquello que aumenta nuestra energía, de manera natural nos desviamos de lo que drena nuestra energía, sin prestarle mucha atención.

Vivimos en una época en la que se celebra el individualismo. La cultura moderna promueve la autoimportancia y la independencia. Podríamos preguntar «¿Quién soy yo para estar conectado a algo mayor y más importante que yo mismo? ¿Significa eso que no soy grande o importante?». Esta manera de pensar nos impulsa a acaparar nuestros recursos. Nos dice que conservemos lo que tenemos, que lo distribuyamos con cuidado para asegurarnos de tener suficiente.

Considerar el mundo de esta manera crea una tensión y resistencia al flujo de la vida misma. Te aseguro que si estás leyendo esto ahora, tu corazón late, tu sangre fluye, tu respiración está en continuo movimiento, entra y sale, y eso significa que aún tienes energía para utilizar. Cuando nos quedamos atrapados en el miedo y dejamos de usar la energía que tenemos, no solo bloqueamos la fuerza vital que sale de nosotros hacia el mundo sino que también obstruimos la fuerza vital destinada a regresar.

Nuestro miedo de no tener suficiente se remonta a varias generaciones. Estudios recientes en epigenética, la manera en la que nuestros genes se «encienden» y se «apagan» en respuesta a la experiencia vivida y luego se transmiten en ese estado, nos muestra que todavía respondemos a los retos que enfrentaron nuestros ancestros, incluso si no son nuestros desafíos actuales.[19]

Muchos de nuestros ancestros no tenían lo suficiente. Nuestros padres y los ancianos quizá nos transmitieron su ansiedad en la infancia. Su miedo, por lo tanto, se convirtió en nuestro miedo.

Este miedo está en el corazón de la pregunta que muchos pacientes me hacen: quieren saber cómo pude llegar a ser tan vieja porque les preocupa quedarse sin tiempo. Esta es la misma preocupación que muchas personas tienen sobre la comida, la atención y el dinero. ¿Y si no es suficiente? Sin embargo, vivir con este miedo solo lo fortalece.

Si en verdad queremos recurrir a nuestra fuerza vital, nuestra meta debe ser invertir la situación. Tenemos que preguntarnos: «¿De qué tengo suficiente? ¿Qué me sobra? ¿Qué puedo dar para poder recibir?». Estas preguntas pueden parecerte contraintuitivas, incluso agotadoras, pero cuando pensamos en nuestra energía como una inversión, algo nuevo se hace posible. En lugar de considerarla una cuenta vacía y preguntarnos qué pasó, podemos preguntarnos: «Bueno, ¿qué he metido a mi cuenta últimamente?».

Muchos de nosotros hemos escuchado la idea de que cuando damos amor recibimos más a cambio. Algunos de nosotros incluso se lo dijimos a nuestros hijos o nietos cuando eran pequeños. No obstante, como la mayoría de las cosas que están diseñadas para niños, es fácil olvidar que el mismo principio se aplica a nosotros, los adultos. Y puesto que la fuerza vital, el amor y la energía son básicamente intercambiables, se aplica a los tres.

Es decir, funciona cuando empezamos a entender dónde y cómo usar nuestra energía.

Capítulo 32

¿QUÉ COSAS MERECEN TU ENERGÍA?

PARA IR MÁS ALLÁ DEL MIEDO de quedarnos sin energía, ayuda observar dónde fluye nuestro amor libremente, sin miedo.

Eso significa que debemos considerar las cosas que más amamos en el mundo, lo que nos hace sentir bien y nos ayuda a crecer. Así podemos dejar que el amor nos muestre la energía que está disponible para nosotros.

Hace algunos meses tuve acceso a las cartas que mi madre envió a los líderes de la iglesia durante el tiempo que mis padres pasaron en la India. Las cartas comprendían casi cincuenta años de informes mensuales donde explicaban a quiénes habían tratado y por qué, detallando con exactitud en qué habían usado el dinero, y solicitando respetuosamente más. En 1916, después de presionar mucho durante un par de años, mis padres lograron abrir un hospital para mujeres en lo que ahora es la provincia de Uttarakhand. Fue el primero en la zona; hasta entonces, las mujeres recibían atención médica solo en los campamentos porque no tenían acceso a los hospitales locales. Mis padres dirigieron el hospital casi cuatro años antes de recibir una carta de la misión que decía que, como la economía no era buena, no había dinero suficiente para hacer todo lo que se necesitaba. Tendrían que escoger: o dejaban de hacer el trabajo de campo o cerraban el hospital para mujeres.

Lo que sigue es una historia que recuerdo de mi infancia. Mi madre me dijo una vez que ella y mi padre habían subido a las montañas, caminando hacia las cimas nevadas con solo una mula que llevaba los suministros y un chico que atendía a la mula; habían dejado a sus hijos con nuestra niñera, Ayah, y otra misionera durante todo el mes. Cuando me contó la historia, supuse que me habían dejado con los demás. Pero con base en las fechas de esas cartas, ahora me doy cuenta de que la excursión la hizo en los primeros meses que estuvo embarazada de mí.

Para entonces mis padres debían saber que mi madre estaba embarazada; después de todo eran médicos y ella ya había tenido tres embarazos. Seguramente también conocían los peligros asociados con los altos Himalayas. Sin duda estaban cansados; era probable que ella se sintiera mal como le sucede a las mujeres en los primeros meses de embarazo; y había muchas cosas a las cuales temer, tanto la posible pérdida del hospital como los elementos que enfrentarían. Pero fueron, llevándome con ellos, y se adentraron en silencio en la naturaleza para enfrentar una de las decisiones más difíciles que nunca antes habían tenido que hacer.

Mis padres amaban la aventura. Amaban lo desconocido. Amaban los Himalayas. Hacia ese amor dirigieron su energía cuando tomaron su decisión. Sin duda para muchas personas sería un momento inoportuno para hacer una excursión en los Himalayas; para la mayoría de la gente de su entorno, cualquier momento hubiera sido inoportuno para hacerlo. Pero para mis padres era la mejor forma de encontrar la fortaleza que necesitaban para decidirse. Un mes después de su partida, bajaron de las montañas con una decisión tomada: seguirían con su trabajo de campo y cerrarían el hospital.

Mis padres llevaban una vida intensa, increíble. Nunca pararon. No ahorraban su energía; al contrario, utilizaban absolutamente toda la que tenían en lo que amaban y nada más.

A mi madre no le importaban mucho las cosas que eran importantes para otras mujeres de su cultura; cuidaba su ropa y su aspecto, y siempre estaba presentable, pero para ella la cinta de su máquina de escribir era mucho más valiosa que la cinta de su cabello. Nunca dejó de valorar el humor hasta que murió. Justo antes de que hiciera su transición, tuvo una mala caída. La llevamos de inmediato al hospital y, mientras esperaba en la camilla retorciéndose del dolor, hacía bromas y nos levantaba el ánimo.

—La vieja yegua gris ya no es lo que era antes —dijo, sonriéndonos a mí y a mi padre.

Lo hizo porque entendía algo fundamental: en tanto tuviera energía, de ella dependía usarla en lo que le brindara felicidad. Vernos a los dos frente a ella, riendo, valía la pena.

Es esencial usar nuestra energía en lo que amamos. Nos ayuda a voltear hacia la vida y recibir la energía que nos está esperando. Pero eso no significa que debamos agotarla todo el tiempo. Cada uno de nosotros debe encontrar un ritmo que le funcione y adaptarse a él conforme se transforma y cambia.

El flujo de la vida se basa en el ritmo. Los bosques tienen un ritmo: se reducen a cenizas y vuelven a crecer. Los cuerpos tienen un ritmo: nacen, aprenden una serie de lecciones y cada uno de ellos muere. La agricultura tiene un ritmo: labramos la tierra, plantamos las semillas, las cuidamos, cosechamos y dejamos que la tierra descanse. Las antiguas escrituras a menudo hacen referencia a la naturaleza espiritual de aceptar estos ritmos, como la idea de un séptimo día que menciona el Génesis. Nadie puede decidir tu ritmo, solo tú. Como mi madre, en excursión estando embarazada; como yo, que vivo a lo grande a los 102, también tú tienes tu propio ritmo.

El descanso es una parte natural del ritmo de la vida. Las fases en las que nuestro cuerpo crece más —infancia y adolescencia— nos exigen dormir más. Muchas plantas crecen más por la noche.[20]

Descansar es también una parte importante de sanar. He aconsejado a muchas mujeres en parto que descansen y se relajen entre las contracciones. Hacerlo hace que las contracciones sean más efectivas y a las mujeres les proporciona la energía que necesitan para continuar con la labor de parto. Visto así, es fácil entender cómo el descanso nos proporciona vitalidad.

Esto es cierto incluso cuando nuestro descanso cambia con el tiempo, algo que sucede de manera natural. Muchos de nosotros dormimos menos con la edad. Con frecuencia nos dicen que nos refiramos a esto como «problemas para dormir», pero yo prefiero preguntarle a la gente si consideran que es un «problema», antes de etiquetarlo como tal. Algunas personas tienen verdaderos trastornos de insomnio y existen muchas modalidades de la medicina equipadas para lidiar con ese problema en particular. Pero otros solo siguen su ritmo natural, y en este caso no es necesariamente un problema.

En lo personal, no considero como un problema el dormir menos. Muchas veces me despierto en la noche. En lugar de sucumbir a la ansiedad de no dormir, utilizo el tiempo de forma productiva para concentrarme en lo que me brinda alegría y felicidad. Trabajo en las cosas que me retan, considero mis metas y planes, y me permito deambular por mis recuerdos y pensar en todas las personas y momentos encantadores de mi pasado. No dormir no es tiempo perdido; si necesitara dormir, mi cuerpo dormiría. Es un tipo de descanso que rejuvenece mi vitalidad y me ayuda a dedicar mi mejor energía para el día que está por venir.

Y cuando sí duermo, tengo sueños espectaculares. Se han vuelto mucho más hermosos e intensos con la edad; viajo a nuevos mundos, obtengo nuevo conocimiento aquí en mi cama. Cuando estoy dormida estoy activa. Todo mi cuerpo rezuma vida. Esa es solo la forma natural en que mi cuerpo quiere descansar.

El verdadero descanso es una *acción*. Debe ser algo que hacemos; no solo la ausencia de hacer algo. Mientras descansamos debemos tener pensamientos cálidos, amables, regenerativos sobre nuestro cuerpo. Debemos alimentarnos, gozar un ritmo más lento y estar por completo presentes en lo que es.

Es el otro extremo de la pereza. Como yo lo veo, ser perezoso es retener nuestra fuerza vital de lo colectivo; es contenernos y negarnos a dar y a participar. Esto drena nuestra vitalidad. El propósito del descanso es lo contrario. Cuando descansamos dedicamos conscientemente nuestra energía hacia lo que es más importante para nosotros. Nos recordamos nuestra orientación hacia lo positivo y bueno, lo que nos ayuda a dar lo mejor de nosotros a los demás. El verdadero descanso honra nuestro cuerpo y la mayor misión de nuestra alma en nuestra encarnación. Rejuvenecernos nos permite dar vida a nuestro «todo».

Dar nuestro «todo» puede provocar más miedo aún, porque a muchos nos preocupa no tener suficiente. Sin embargo, es precisamente en esos momentos que suceden cosas maravillosas. Así como los ángeles aparecen cuando más los necesitamos, a veces es en los momentos en los que sentimos que algo está a punto de agotársenos por completo, que eso vuelve a nosotros.

Capítulo 33

PERMITIR QUE LOS MILAGROS SUCEDAN

A FINALES DE LA DÉCADA DE LOS TREINTA, la tía Belle volvió a casa en aventón desde la India. Pasó por Medio Oriente, Asia y Europa; encontró lugar en un barco y llegó a la costa este de Estados Unidos. La otra hermana de mi padre, la devota y correcta tía Mary, manejó hasta Nueva York para recogerla; supongo que estaba harta de las travesuras de Belle y solo quería verla en casa. Cuando la tía Belle llegó al muelle con un paquetito de ropa (después de haber repartido el resto), estaba tan desaliñada que la tía Mary apenas la reconoció.

La tía Mary llevó a la tía Belle a casa, la ayudó a limpiarse y le compró ropa apropiada para una dama de su posición. Pero durante esa visita, la tía Belle se negó a obedecer, como siempre hizo. La pobre y exasperada tía Mary ya no sabía qué hacer. Trataba de ayudar a la tía Belle a recaudar dinero para el orfanato, pero la tía Belle no podía impresionar a los miembros de la alta sociedad como la tía Mary esperaba que lo hiciera. Podía dirigir grupos de oración, hablar de su fe y explicar el importante trabajo que la gente del orfanato hacía para los huérfanos, pero no se comportaba de la manera en la que los amigos de la tía Mary estaban acostumbrados a ver actuar a una «dama».

Un día, la tía Belle salió unas horas y regresó a casa vestida con un par de zapatos viejos bajo sus calcetines nuevos.

—¡Belle!, ¿qué hiciste? —preguntó la tía Mary, alzando las manos al aire—. ¡Acabo de comprarte zapatos nuevos! ¿Qué pasó?

La tía Belle sonrió.

—Ah, estos zapatos me servirán. Hice una nueva amiga y ella los necesitaba. Vive en la calle y está pasando por un momento difícil. Además, nuestros pies son casi del mismo tamaño.

—¡Belle!, ¿Cambiaste tus zapatos? Pero estos están llenos de hoyos. Ni siquiera podrás pasar el invierno con ellos. ¿Cómo vas a conseguir unos nuevos?

Minutos después cruzó la puerta con la tía Belle para comprarle otra vez zapatos nuevos, justo como la tía Belle sospechó que haría.

Cuando le contaron la historia a la familia todos reímos, incluida la tía Mary. Es una parte integral de nuestra tradición familiar. Para nosotros era solo otro ejemplo de cómo la tía Belle vivía su vida: con una fe inquebrantable en que todo lo que daba con el corazón abierto regresaría a ella. Eso era parte de lo que todos amábamos de ella: nos inspiraba a recordar la magia que existe cuando comprendemos cómo fluye nuestra energía con la del resto del mundo. A veces tenemos que quedarnos en los huesos para obtener algo a cambio; y solo cuando lo hacemos, cuando en verdad damos todo lo que tenemos, la vida empieza a enviarnos energía de vuelta. Es como si el gran «banco» del universo preguntara: «¿En serio necesitas este préstamo?». Cuando respondemos «Sí», nuestro deseo se concede.

Esto no nos libera de nuestra propia responsabilidad en el asunto. La tía Belle habría podido vivir muy bien con sus zapatos agujerados y estaba dispuesta a hacerlo. Esto es lo que significa tomar un riesgo calculado. Para vivir bien la vida son necesarios ciertos riesgos. Si no estamos dispuestos a arriesgar nuestra energía, empezamos a acumularla. Nos desconectamos de lo primario en nosotros. Al final, por más cuidadosos que seamos, acabamos arriesgando y perdiendo todo por miedo.

Entonces, ¿cómo podemos saber qué riesgos vale la pena tomar? ¿Cuándo vale la pena gastar nuestra energía en una inversión que nos dará más a cambio?

Las respuestas a estas preguntas son casi siempre individuales porque tienen todo que ver con el plan de acción preciso del alma de cada uno. Nunca sabemos qué tragedias o milagros pueden ocurrir. Cada uno atraviesa eventos increíbles en su vida, cada uno es parte del recorrido de su propia alma. Por eso te he guiado a través de este libro para entender quién eres y qué viniste a hacer aquí, para que puedas hablar con el médico que llevas dentro y responder muchas de tus propias preguntas.

Sin embargo, puedo darte algunos consejos sobre el asunto. Hay ciertas cosas que casi nunca valen la pena la energía de nadie. Espero que ahora ya haya dejado claro que lamentarse por el pasado, hurgar en la autocompasión y alimentarse de la negatividad pocas veces es útil, solo cuando nos ayuda a cambiar nuestro presente y futuro. Mis otros cinco secretos pueden ayudarte a discernir esto también.

Por otra parte, lo que te da vitalidad siempre vale tu energía. Mi hermano Carl amaba su trabajo en salud internacional. Siguió dando conferencias hasta los noventa años, cuando ya tenía un tumor doloroso. Su última conferencia la dio cuatro días antes de morir, en 2010.

Comprender dónde se mueve tu vida y dónde está bloqueada es esencial para saber dónde usar tu energía. Si sientes que algo está estancado, lleva tu energía hacia lo que se mueve. No la desperdicies en lo que está atorado.

El amor siempre merece que utilices tu energía. Siempre. Confía en lo que amas, a quien amas, como amas. El amor es una fuente interminable de fuerza vital y siempre está ahí para ti.

También vale mucho la pena que uses tu energía en una buena comunidad. Mi hermana Margaret estaba muy desilusionada cuando se dio cuenta de que pasaría los últimos años de su vida en una comunidad de retiro. Pero luego decidió sacarle el mayor provecho. Hizo amigos queridos, formó parte de un grupo musical y tocaba el tambor como Ayah le había enseñado cuando era niña. Encontró la felicidad en su nueva circunstancia porque le dio la bienvenida a la comunidad que venía con ella; al final se la pasó cantando en su lecho de muerte, diciendo que Ayah estaba a su lado.

Cuando buscamos lecciones en todo también orientamos nuestra energía. En ochenta años de practicar medicina, he visto que los pacientes que entienden esto mejor son quienes sufren menos. Mi amiga y paciente, Bobbie Woolf (que no hay que confundir con mi nuera Bobbie) es un ejemplo.

Décadas antes de que la conociera, cuando era una niña pequeña, Bobbie se cayó en una cubeta de alquitrán caliente y la llevaron de inmediato al hospital. Los médicos de urgencias le salvaron la vida, pero ella perdió un riñón y más de la mitad del otro. Pasó la mayor parte de su infancia en un hospital, conectada a una máquina de diálisis con un cuarto de riñón. Después de todo, pudo pasar algunos fines de semana en su casa y luego días completos en la escuela, pero tenía que usar un dispositivo especial con tubos que goteaban en toallas femeninas extra absorbentes. Le era difícil hacer amigos tanto por su condición como por la falta de convivencia con otros niños. Una y otra vez recibió el mensaje de la comunidad médica de que no podía esperar vivir una vida plena.

Por suerte, no lo creyó.

En preparatoria, Bobbie se convirtió en atleta. Para entonces, su cuerpo había compensado el espacio vacío de un costado; la columna vertebral se curvó y eso provocó una escoliosis. Aun así, practicaba varios deportes. Su relación con las otras chicas en los diferentes equipos le permitió romper el estigma social de su padecimiento y enseñarles lo que ella creía: que su diferencia no era algo de qué burlarse, sino la prueba de que su vida era un milagro.

Sus dificultades prematuras la convirtieron en una persona notablemente segura de sí misma. Aprendió muy pronto dónde valía la pena usar su energía y dónde no. No le presta mucha atención a lo que otras personas piensan de ella ni a lo que dice la comunidad médica. Mejor dedica su fuerza vital a explorar qué es posible en el cuerpo que tiene. Pone su amor en los amigos que ha hecho y en el hijo que crio.

Susan, la mujer que reconstruyó su columna vertebral en el capítulo 18, también dejó de prestar atención a lo que pensaba la mayoría de las personas; las ideas de ellos no la habían ayudado a curar, pero las propias sí. Eso le brindó una profunda confianza en su propia intuición. Más tarde, muchos años después de que se jubilara de maestra, dedicó su fuerza vital a cambiar el patrón de violencia en las escuelas. Seguía encontrando la vitalidad en su vida porque dedicaba su amor a lo que tenía significado para ella, y cuando murió, donó su cuerpo a la ciencia para que pudieran estudiar el milagro que había sucedido en él.

Cada una de esas mujeres utilizó sus problemas para identificar lo que importaba en su alma única. Ambas usaron su energía al máximo para lograrlo; a cambio, tuvieron una vida plena e increíble.

Comprender en qué vale la pena usar nuestra energía varía de una persona a otra y de un momento a otro. Aprender a escuchar nuestro conocimiento interior es la clave para discernir, en cualquier momento dado, cómo y dónde invertir nuestra fuerza vital. Entenderlo requiere vivir de verdad. Estamos destinados a interactuar con nuestra vida. El trabajo de la vida es simple: debemos intentar y fracasar hasta tener éxito.

La verdad es que yo no puedo decirte con exactitud dónde vale la pena invertir tu energía, pero la vida sí puede hacerlo.

Cuando vivimos la vida de esta manera, cada momento se vuelve una oportunidad para responder preguntas importantes: «¿Cuánta fuerza vital debería invertir en esto y cuánta en esto otro?». Poco a poco nos será más fácil decir *kutch par wa nay* a las cosas que no tienen importancia, así como mi madre nos enseñó a mis hermanos y a mí a hacerlo hace tantos años. El proceso en sí mismo se vuelve hermoso, nos brinda vida.

Conforme lo practicamos es inevitable encontrarnos con pensamientos y cosas que drenan nuestra fuerza vital. En algunos casos son fáciles de abordar y sencillamente dejamos que desaparezcan de nuestra vida y seguimos adelante. Pero ¿qué podemos hacer cuando identificamos actividades, lugares o incluso gente que drena nuestra fuerza vital sin que podamos o queramos eliminarlos de nuestra vida? ¿Cómo podemos encontrar la manera de cambiar nuestra relación con lo que queremos conservar, sin descartarlo por completo?

Capítulo 34

ALIMENTAR LO POSITIVO

AL IGUAL QUE CON MUCHAS de las verdades que he compartido contigo, todo se reduce a la perspectiva.

Cuando trato de explicar a mis pacientes el concepto de cómo gastamos nuestra energía, muchos de ellos de inmediato adoptan la interpretación contraria y empiezan a pensar cómo conservar su energía. No se trata de eso; esto se basa en un punto de vista negativo. Muchas personas están tan acostumbradas a este punto de vista negativo que ni siquiera se dan cuenta de que lo albergan; pero yo sí, porque veo todo en positivo.

Lo que esto significa en nuestro proceso de discernimiento es que, cuando identificamos que algo, un lugar o alguien drena nuestra energía, no necesariamente tenemos que apartarlo por completo de nuestra vida. En lugar de ello, tenemos que ofrecerle de manera consciente un tipo distinto de energía. Debemos tomar las riendas y decidir cómo vamos a cambiar esa interacción de negativa a positiva.

Superar mi divorcio fue quizá una de las cosas más difíciles que haya hecho en mi vida. Mucho tiempo después de que decidí «alegrarme», me costó trabajo poner energía positiva en lo que había pasado. Podía, por supuesto, poner energía positiva en el resto de mi vida y sentirme agradecida por todo lo que aún no comprendía, pero sentirme bien con el divorcio era mucho más difícil.

En ese entonces, Bill y su nueva esposa no eran en ningún sentido parte de mi vida, en términos físicos. Casi no nos veíamos. Sin embargo, en el ámbito emocional y el mental sí ocupaban gran parte de ella. Muy pronto me di cuenta de que pensar en la nueva esposa de Bill drenaba mi energía, pero yo no le debía nada a ella. La dejé ir, *kutch par wa nay*, como flores en el agua. No le deseo mal, pero tampoco gasto una sola gota de energía en ella. Esa simple decisión liberó una buena cantidad de mi energía vital para poder usarla en otras cosas.

Pero no quería eliminar a Bill de mi vida. El día que nos casamos prometí amarlo para siempre, y esa promesa no terminaba con nuestro matrimonio.

Había perdonado la decisión de Bill, pero podía ver que mi fuerza vital seguía fluyendo hacia él de forma negativa y que yo me sentía menos animada y vital debido a eso.

El Bill que me abandonó estaba conmigo cuando iba a la clínica cada mañana. Me acompañaba cuando miraba el atardecer casi todos los días, frente al brillo naranja y rosado de las siluetas de los saguaros en el desierto. Lo triste era que ni siquiera era el Bill que yo había conocido. Me las había arreglado para hacer las paces con el universo y encontrar alegría en todo lo que había aprendido, pero no había soltado el dolor. Mi energía se drenaba con la idea del divorcio y no importaba cuánto me esforzara por llenarme de vitalidad, esta se agotaba. Me sentía desolada al pensar que eso era lo que recordaría de nuestro matrimonio: la manera en la que terminó y el dolor que me provocó.

Entonces, aprendí otra lección de Bill y de nuestro divorcio. En la tarde de mi cumpleaños número 79 tuve un sueño; en él, toda la familia estaba reunida alrededor de la larga mesa de roble de la casa en la que viví la mayor parte de mi vida como madre. Bill y todos nuestros hijos estaban ahí; mi madre también. Ella se acercó a mí, me dio un beso en la mejilla y dijo: «Dile que ya tiene que irse».

Volteé a ver a Bill y le dije: «Ya te tienes que ir». Él se levantó, me dio un beso de despedida y se marchó. Ahí me di cuenta de que llevaba en la mano cien cuerdas de plata. Las cuerdas estaban atadas a mi cuerpo. Al irse, me jaló con él contra mi voluntad. Yo luchaba pero no podía soltarme.

Luego, toda la familia también se puso de pie y vi cómo cada uno de ellos tenía unas tijeras. Uno por uno, los miembros de nuestra familia cortaron las cuerdas de plata hasta que me liberaron. Bill no le dio importancia, como si no supiera de las cuerdas, y siguió caminando hasta salir de la casa. Se subió a su coche y se fue.

Cuando desperté entendí que las cuerdas simbolizaban la negatividad, no eran un símbolo de nuestra conexión.

En los años que siguieron le envié amor puro al Bill con quien me había casado. Le brindé la fuerza vital que quería darle. Le ofrecí amor a los recuerdos de nuestro matrimonio, a los buenos tiempos que pasamos juntos, a las cosas graciosas que nuestros hijos habían dicho, a los triunfos y sorpresas de nuestras carreras compartidas. Al mismo tiempo, dejé de brindarle mi fuerza vital al Bill que me había abandonado, porque a ese hombre apenas lo había conocido. Usé mi energía en lo que había funcionado y me negué a enviarla a lo que no. Utilizaba energía en Bill de manera consciente, pero la energía positiva alimentaba mi fuerza vital, la negativa no la drenaba.

Hoy, cuando pienso en Bill McGarey, ese amor es lo que más recuerdo.

Esto es lo que te sugiero que hagas cuando tienes que distinguir los cambios sutiles en cómo usas tu energía. Si hay una parte de cierta situación que no te gusta, pero quieres mantenerla en tu vida, ajusta la energía que das a esa parte. Si existe una parte de una persona que no te gusta, pero quieres conservar a esa persona en tu vida, cambia la manera en la que te relacionas con ella, tanto en tus interacciones como en tu propia mente y corazón. Encuentra lo que sí te gusta. Dale lo mejor. Ofrécele todo. Invierte tu fuerza vital ahí.

Existen muchas maneras de hacerlo. Después de vivir muchos años con la suerte de tener un gran jardín, una querida amiga tuvo que mudarse a un departamento pequeño. Al principio le molestó tener que vivir ahí; extrañaba cuidar su jardín, mirar por la ventana el jardín del vecino; le molestaba que su nuevo paisaje era un mar de ladrillos y concreto. Se compró una planta para el departamento, luego otra y otra más. Construyó un macetero en el balcón y plantó tomates cherry. Le dio a su diminuto jardín todo lo que tenía, llenó su vista de verdor y llegó a amar su nuevo hogar tanto como había amado al otro.

Un paciente mío, Eric, tuvo que reevaluar su carrera tras la pandemia de COVID-19. Resultó que le gustó trabajar desde casa y no quería regresar a la oficina. Pero su gerente no lo pensaba así y, cuando acabó el confinamiento, Eric tuvo que volver a trabajar en la oficina de nueve a cinco. No podía renunciar por cuestiones financieras, así que se preguntó qué era lo que más le gustaba de trabajar desde casa. Se dio cuenta de que amaba las relaciones que había creado con sus vecinos, que lo conectaban de pequeñas maneras con la vida cotidiana, y que disfrutaba pasar más tiempo con su perro. Asimismo, le desagradaban profundamente las reuniones matinales en la oficina; le parecían aburridas y carentes de sentido.

Eric le explicó esto a su gerente y juntos planearon una suerte de eventos sociales a la hora del almuerzo para que los colegas de los diferentes departamentos pudieran relacionarse fuera del trabajo. Las relaciones sociales que formaron hicieron que fuera más significativo cuando se encontraban en la oficina y que las reuniones matinales fueran más animadas. Eric se dio cuenta de que cuando usaba su energía para relacionarse con sus colegas, la reunión era menos aburrida; en lugar de esperar a que terminara, ahora las anhela con gusto. Lo más importante fue que el gerente estuvo de acuerdo con que el perro de Eric lo acompañara al trabajo un par de días a la semana, lo que significó alegría y deleite a todos en la oficina.

Estos ejemplos ilustran cómo, a menudo, no es lo exterior lo que debe cambiar para que seamos felices; la mayoría de las veces, lo que nos libera consiste en un cambio interior en la atención.

Capítulo 35

DESVIAR LA ATENCIÓN

Cuando algo llama tu atención de forma negativa, te enfrentas a una decisión: ¿te alejas de la actividad, persona, pensamiento o lugar o lo conservas? Si decides esto último, lo único que puedes hacer entonces es encontrar lo positivo y alimentarlo. Presta atención a lo que sí importa. No te quedes ahí, peleando con la negatividad; en vez de eso, dale lo mejor de ti.

Unos años antes de que nos conociéramos, a Barry le diagnosticaron síndrome de fatiga crónica. En esa época tenía unos setenta y tantos años y acababa de ser abuelo. En general, la fatiga crónica es provocada por un virus latente, como el de Epstein-Barr, o por bacterias transmitidas por garrapatas, como las que causan la enfermedad de Lyme. Muchas personas tienen estos virus y bacterias en su sistema, pero no lo padecen; de alguna manera, su energía se dirige de manera diferente. Por eso, cuando trato este tipo de enfermedades no solo pongo atención en el patógeno sino también en cómo y hacia dónde dirige su energía el paciente.

En mi consultorio, Barry estaba hundido en la silla. Me parecía más viejo que una persona de setenta, no físicamente, aunque por supuesto tenía el cabello casi todo blanco y supuse que su piel colgaba más que antes.

Me describió sus síntomas. Por mucho que durmiera, parecía que no recuperaba energía. Cada vez pasaba más tiempo sentado en el sillón reclinable de la sala, viendo las noticias. Mientras tanto, su esposa seguía haciendo sola todo lo que antes acostumbraban hacer juntos: cuidaba el jardín y se reunía con amigos para la partida semanal de *bridge*.

—Es un poco más lenta que hace treinta años, pero sigue adelante —explicó—. Quiero decir, ella continúa con su vida de una manera en la que, definitivamente, yo no lo hago. Se levanta en la mañana y hace esto y aquello, llama a sus amigas, platica; mientras que yo solo pienso: «¿Esto es todo? ¿Estos son los años dorados?». Me pregunto si me habré hecho viejo —dijo abriendo muy grande los ojos, como si de pronto se avergonzara de hacerle esta pregunta a alguien que le lleva veinte años de edad.

Observé cómo había entrado al consultorio: arrastraba los pies y estaba un poco encorvado. Definitivamente le sucedía algo. Era como si su fuerza vital lo evitara; la vida pasaba a su alrededor pero él no formaba parte de ella, y no solamente se perdía unas cuantas partidas de cartas.

—¿Cómo usa su energía? —pregunté.

Barry resopló e hizo una mueca.

—¿Qué energía? —dijo con frialdad. Pero luego sonrió y preguntó—: Pero ¿qué quiere decir con usarla? El doctor me dijo que debo descansar.

—Bueno, sí, pero cuando no está descansando, ¿qué le gusta hacer? ¿Disfruta la manera en la que pasa el tiempo? ¿Las cosas en las que usa su energía le devuelven energía a cambio?

—Supongo que nunca lo había considerado así —respondió frotando sus manos sobre su regazo—. Pensé que tenía que ahorrarla.

Parecía nervioso e incómodo.

Como hago con muchos pacientes, empecé a preguntarle por su infancia. Quería entender cuál era la lente por la que veía la vida. ¿Por qué le preocupaba tanto arriesgar su energía?

Barry me contó que su madre siempre evitaba los riesgos. Aunque ahora él entendía que ella había vivido con mucha ansiedad, y no la culpaba, su infancia había sido muy parecida a la del amiguito de mi hijo Carl, a quien mandaban a jugar al patio con guantes. La madre de Barry le gritaba para que no subiera muy alto en las estructuras de los juegos infantiles y muy pocas veces tuvo permiso de salir de la casa solo, incluso al jardín delantero. Me contó de un recuerdo particularmente significativo: ella le decía que no anduviera en bicicleta en el callejón en el que vivían por miedo a que lo atropellara un coche. Poco después él dejó de andar en bicicleta. Mientras otros niños iban y venían por el pueblo en bici, él permanecía la mayor parte del tiempo en casa.

—Pero me gustaba estar solo —agregó con una sonrisa. Su expresión me pareció genuina—. Lo que no me gustaba era sentir que me dejaban atrás. En retrospectiva, creo que me hubiera gustado explorar.

De adolescente, Barry pasó más tiempo con otros chicos. Aunque le gustaba, hacía todo lo que ellos hacían. Uno de sus amigos estaba en el equipo de basquetbol, así que él se metió al equipo. Otro asistió a una universidad y Barry se inscribió en la misma.

—Supongo que para mí era difícil saber qué era lo que realmente quería, doctora Gladys —dijo Barry—. Sé lo que le gusta a otros y sé qué se supone que me debe gustar, pero no sé lo que a mí me gusta. Además, no quiero decepcionar a nadie, sobre todo a mi esposa.

Juntos, Barry y yo decidimos que tenía que averiguarlo, aunque decepcionara a su esposa.

Empezamos a hablar de cómo podría cambiar su pensamiento en cuanto a cómo usaba su energía, en lugar de tratar de no usarla para nada. De inmediato dijo que ver las noticias no le servía, así que empezó a emplear su tiempo en ese sillón para escribir historias de su vida. Cuando terminó de escribir todas las historias que pudo recordar, empezó a inventar nuevas; imaginó lugares que pudo haber visitado si hubiera explorado más y lo que pudo haber hecho ahí. Disfrutaba leer estos relatos en voz alta a sus hijos adultos y sus pequeños nietos.

Como estaba jubilado y tenía tiempo, empezó a tomarse meses completos para ir solo a una cabaña en el bosque o para tomarse vacaciones en la playa. Viajaba a lugares del estado que no conocía e incluso reservó un viaje internacional. Al final, la esposa de Barry se cansó de cuidar el jardín sola y juntos tomaron la decisión de mudarse a un lugar más pequeño en el que pudiera tener un jardín menor mientras él viajaba.

Barry regresó a consulta aproximadamente un año después y me informó que tenía mucha más energía. Durante sus viajes empezó a andar de nuevo en bicicleta, por primera vez después de sesenta años. Disfrutaba trabajar en sus escritos y corregirlos. Seguía descansando más de lo que lo hacía a los cuarenta, pero ya no estaba cansado. Sentía que su vida era plena y utilizaba su descanso para prepararse para el resto de la misma.

Más aún, le emocionaba decir que su esposa también era mucho más feliz. Durante los años que él pasó en el sillón, ella se había hecho cargo de las responsabilidades conjuntas, y ahora también estaba aburrida de su rutina. Estaba contenta con su nueva casa y jardín, ambos más pequeños. Disfrutaba tener tiempo para ella y se sentía aliviada de que su fuerza vital no se dirigiera a hacer que Barry fuera feliz, porque al fin él se responsabilizaba de eso. Su matrimonio pasaba por un pequeño renacimiento, me explicó Barry, e incluso sus hijos habían advertido cómo ambos parecían más vitales.

A los setenta y tantos años Barry empezaba a usar su energía para obtener alegría y significado, y conforme lo hacía, su energía empezaba a volver a él. Comenzó de nuevo a disfrutar vivir y su cuerpo se sentía cada vez mejor. Nunca volvió a jugar cartas; a final de cuentas, el *bridge* no le parecía divertido. Su esposa llamó a su hermana para que fuera su pareja y mientras ellas jugaban cartas, Barry pasaba el tiempo dando largos paseos en bicicleta bajo el sol.

Si tienes problemas para encontrar la energía suficiente para enfrentar las tareas que te da la vida, quizá puede ayudarte seguir el ejemplo de Barry y preguntarte si en verdad quieres hacer esas actividades. ¿Te brindan alegría? ¿Drenan tu energía o la aumentan? ¿Incrementan tu amor, te dan vitalidad, te involucran con las personas a tu alrededor, te ayudan a sentirte vivo? Si las respuestas a estas preguntas no son fáciles, piensa en mis otros cinco secretos. Deja que te ayuden a identificar el sentimiento de la fuerza vital que fluye en ti. Luego vuelve a las preguntas y observa si hay algún cambio.

Una vez que lo hagas, es momento de empezar a tomar decisiones: ¿qué quieres hacer? ¿Cómo quieres hacerlo? ¿Qué es lo que todavía quieres ser, explorar, aprender o descubrir?

También puede ayudar que cambies un poco tu rutina. Busca el ritmo de la vida y síguelo. Al hacer pequeños cambios en tu vida puedes reconocer que tú eres la fuente de tu propia energía y que tus actividades y relaciones están ahí para ayudarte a aumentar la fuerza vital con la que ya cuentas. Busca en ti alguna creencia falsa que te impida tomar riesgos o no tener suficientes. ¿Te sirve? ¿Cómo un cambio de perspectiva podría ayudarte a ajustarla?

Cuando hagas esto, vuelve al flujo del mundo natural a tu alrededor. Nos damos cuenta de que el sol se levanta cada mañana sin preocuparse por quedarse sin energía, porque sabe que él es la fuente interminable. Siempre y cuando haya vida, hay energía. Depende de nosotros invertirla en lo que importa.

Práctica

RECIBE TU VIDA CON LOS BRAZOS ABIERTOS

1. Considera las actividades, personas y lugares a los que has dedicado tu energía a lo largo de tu vida. ¿Qué ha drenado tu energía? ¿Dónde puedes invertir tu energía y recibir intereses?

2. Luego trata de olvidar un momento tu pensamiento racional y *siente*. Deja que tus pensamientos vaguen por esas mismas actividades, personas y lugares en tu vida, pero esta vez, en lugar de solo pensar en ellos, *siéntelos*. ¿Tu energía fluye libremente o disminuye? ¿Sientes un aumento o disminución de tu fuerza vital? Esto es sutil, pero al practicar los otros ejercicios de este libro te preparaste para responder estas preguntas. ¿Qué te dice tu *conocimiento más profundo*?

3. Con base en lo que sentiste en el paso 2, elige conscientemente una actividad, persona o lugar que te brinde más energía. ¿Cómo podrías invitar más de eso a tu vida? ¿Podrías practicar esa actividad con mayor frecuencia, llamar a esa persona o pasar más tiempo en ese lugar? Encuentra un pequeño cambio que podrías hacer y acércate a él.

4. Pensando de nuevo en el paso 2, considera las actividades, personas y lugares que drenan tu energía. Busca algo que puedas dejar de hacer por completo, así como Barry dejó de jugar *bridge*. Elige algo pequeño para empezar. Tu conocimiento más profundo te guiará. ¿Qué necesitas para renunciar a eso? ¿Podrías hacerlo con gratitud y amor?

5. Ahora considera lo que drena tu energía pero que no quieres o no puedes eliminar. ¿Cómo puedes cambiar la manera en la que usas tu fuerza vital? ¿Puedes cambiar la forma en la que piensas sobre esa persona, puedes ajustar la manera en la que pasas el tiempo en ese lugar o el tipo de energía que usas en esa actividad?

6. Una vez que hayas contemplado esto y quizá hasta tomado algunas notas, abre los brazos e imagina que recibes la fuerza de la vida. Siente la energía ilimitada de la vida que sale de tu corazón y pasa por la yema de tus dedos. Recibe tu vida con los brazos abiertos, con todas sus alegrías y tristezas, sus retos y enseñanzas, sus triunfos y sorpresas, y alégrate de que te hayan dado el valioso regalo de la vida. Esta práctica puede ser lo primero que realices en la mañana, o puedes hacerla justo antes de irte a dormir para permitirte aceptar lo exuberante de la vida a tu alrededor.

CONCLUSIÓN

Estás justo a tiempo

UNA TARDE A PRINCIPIOS de la década de los sesenta, Bill y yo asistimos a una conferencia sobre entrenamiento para maridos durante el parto. En esa época, la idea era casi revolucionaria en la comunidad médica, y yo estaba emocionada de participar con otros doctores y médicos en las prácticas de vanguardia que devolvían el parto a las mujeres y a sus cónyuges, así como a los profesionales de su elección. Yo tenía como 38 semanas de embarazo de mi sexto hijo. Ya había tenido la suerte de tener a mi quinto hijo en casa, sin intervención médica, y planeaba hacer lo mismo con el bebé que llevaba en el vientre.

Bajé la mirada, amorosa, pero en ese momento me di cuenta de que algo estaba mal. Por instinto llevé las manos a mi vientre, y toqué la hinchazón que este pequeño cuerpo creaba dentro del mío. Mis manos estaban entrenadas por haber atendido cientos de embarazos y al instante confirmé mi sospecha. Mi hijo, quien en cuestión de semanas debía salir de cabeza, estaba sentado firmemente sobre las nalgas. Sentí su cabecita cerca de mi caja torácica; exactamente la posición contraria que debía tener.

Muchas veces antes había volteado bebés en el útero, pero en general no tan tarde en el proceso y nunca uno mío. Sabía que muchos bebés que se presentan de nalgas nacen sanos;

pero también sabía que esta posición sin duda complicaría el parto. Quería que voltearan a mi hijo, y rápido. Mientras el conferencista seguía hablando, trabajé rápidamente para hacerme cargo de la situación antes de que mi preocupación se convirtiera en alarma. Hice lo que siempre hacía cuando giraba a un bebé en el vientre: empecé a hablarle.

—Escucha, pequeño —me comuniqué internamente con mi hijo, con una mano sobre su cabeza y la otra en sus nalgas—. Tienes que nacer en un par de semanas. Va a ser un poco difícil para ti y para mí, pero podemos hacerlo y al final será maravilloso. Pero para que esto suceda tienes que darte la vuelta. Tu cabeza tiene que estar abajo cuando empiecen las contracciones. Necesitamos que gires hacia la vida.

Al mismo tiempo me hablaba a mí misma. Gladys, la madre, estaba preocupada, pero la doctora Gladys estaba mejor informada. «No te preocupes. No hay nada que temer. Lo que sucede, sucede, y si está pasando ahora es porque estamos a tiempo».

El miedo nos dice que es demasiado tarde, nos informa que no hemos hecho, no hemos sido y no hemos visto lo suficiente; que no hemos ganado aprendizaje ni el dinero suficiente. Nos dice que estamos rezagados, que otros están más adelante y que nos estamos quedando sin tiempo. Pero el amor tiene sus propios tiempos. La vida tiene sus propios tiempos. Esos tiempos merecen respeto.

Percibimos el poder del tiempo en los momentos más importantes de la vida. Lo vemos en el parto, en la muerte, en el dolor. Lo vemos en la sanación.

Espero que lleves a tu vida las lecciones que compartí contigo. Quizá te veas más reflejado con alguno de mis secretos. Es posible que quieras ver cómo funciona cada uno para cambiar tu perspectiva conforme navegas en la vida. En el proceso quizá te enfrentes a preguntas comunes que se basan en el miedo: ¿es muy tarde para esto? ¿Ya no tengo tiempo?

Y otra pregunta que últimamente me hace reír mucho, dada mi edad: ¿soy demasiado vieja?

Entre más tiempo vivimos para ver en retrospectiva, más cómica es la pregunta.

Mi brillante e impertinente bisnieta, Maggie Mae, cumplió cinco años hace poco más de un año. Quería que le hicieran una fiesta de cumpleaños de princesa, con listones y globos que adornaran la casa. Le dijo a toda la familia lo que tenía que hacer para ayudarla a celebrar y a cada quien le encomendó una tarea específica. Su padre limpiaría la casa, sus dos hermanos mayores se quedarían en casa después de la escuela, su abuela se encargaría de su nuevo hermanito bebé y su madre hornearía y decoraría el pastel. Después de abrir los regalos, de devorar el hermoso pastel y cuando el feliz día tan bien planeado estaba a punto de terminar, Maggie Mae se puso triste. Su familia le preguntó cuál era el problema.

—Ahora ya tengo cinco años —dijo—. Todos mis días de cuando tuve cuatro años han terminado. Ahora tengo que madurar.

Se tomó el tema de madurar muy en serio. En el desayuno a la mañana siguiente, cuando su padre le pasó la mermelada para el pan, dijo:

—Me siento humildemente honrada de tu generosidad.

Nadie le había enseñado esa frase ni le había dicho que la usara. Fue su propia adaptación a la circunstancia de tener cinco años, de crecer.

Creo que muchos de nosotros vemos la vida y el envejecimiento de esta manera; cada año que pasa, un clarín anuncia que la diversión ha terminado y que es momento de madurar y ser serios. O llegamos a cierta edad o etapa en la vida en la que sentimos que dejamos de crecer, que sanar es imposible o que nunca cambiaremos. Lo gracioso de la juventud es que parece que siempre huye de nosotros. ¡Hasta Maggie Mae pensó que era muy vieja! Sin embargo, nunca dejamos de crecer.

Y sanar nunca es imposible. Siempre es buen momento de hacer un cambio.

Por esta razón, cuando me llegan pacientes preocupados porque son muy viejos, yo desestimo su preocupación. «*Nadie es demasiado viejo*», les digo. Supongo que a mi edad me he ganado el derecho de decirlo.

Como especie nos confundimos un poco con la edad en general. Estamos conscientes de que todos, al final, vamos a morir; en este sentido, todos los días son un paso hacia el final. Pero con el tiempo empezamos a darnos cuenta de que la idea de que alguien es «demasiado viejo» para hacer algo es sencillamente absurda. Es irrisorio, como la seria confesión de la dulce Maggie Mae de que cumplir cinco años significaba que era momento de madurar.

¿Puedes recordar la primera vez que fuiste consciente de tu edad? Para la mayoría de las personas fue hace mucho tiempo. ¿Te acuerdas de la primera vez que pensaste que eras «demasiado viejo» para aprender a tocar un instrumento, «demasiado viejo» para volver a la escuela, «demasiado viejo» para cambiar de carrera o «demasiado viejo» para cambiar una relación?

En retrospectiva, ¿eras «demasiado viejo» entonces?

Si no fue así, ¿cómo puedes estar seguro de que eres «demasiado viejo» ahora?

Al cuidar a mujeres embarazadas y atender sus partos me encontré con que a muchas de ellas les habían dicho que estaban muy viejas para ser madres. Una de estas mujeres fue mi compañera en la Escuela de Medicina. Después de cinco abortos, cuando tenía poco menos de 50 años se embarazó y tuvo un bebé de 4.5 kilogramos. He visto tantos ejemplos como este que ya no pienso que sean un milagro. De hecho, en mi familia, ¡una de mis tías abuelas tuvo un bebé a la edad de sesenta y otra cuando tenía 62! Esto lo adjudico a otro de los misterios del universo.

Esto no significa que todas las mujeres van a parir después de cierta edad; ni alguna vez en su vida. Estos son misterios que están fuera de nuestras manos. No podemos controlar este tipo de cosas, sencillamente nos rendimos ante ellas con esperanza y gratitud, y vemos qué pasa.

Nuestra creencia de que no sabemos todo, de que hay cosas más grandes que nosotros e inexplicables es lo que posibilita que sucedan eventos misteriosos. No exagero la importancia de mantener un sentido de la maravilla ante el mundo conforme envejecemos. Eso es lo que nos mantiene jóvenes. Nuestra alma se beneficia cuando nos aferramos a la idea de que no sabemos qué va a pasar.

Me pregunto qué pasaría si cambiáramos nuestra perspectiva de la frase «demasiado viejo». En lugar de pensar que estamos perdiendo tiempo al no hacer lo que sea que queremos hacer, ¿qué tal si consideráramos que hemos estado trabajando para ello todo este tiempo?

Me gusta bromear con que siempre le digo a Dios cuál es mi plan, pero él nunca escucha. El universo no entiende mis tiempos más de lo que yo puedo comprender el tiempo divino. Sencillamente así funciona.

He atendido a muchas mujeres embarazadas que me muestran sus tobillos hinchados, señalan su enorme vientre y exclaman: «¡Ya quiero que salga! ¡Ahora!». Mi respuesta es sencilla: «El bebé llegará cuando esté listo y bien. Lo prometo».

La verdad es que, aunque a veces es necesario sacar al bebé antes de que esté listo, en general no es lo mejor. Ahí suceden cosas importantes, aunque no sepamos qué son.

En el mundo de hoy nos enfocamos en manifestarnos. Nos interesa más el momento en que algo culmina: cuando acabamos un libro, compramos una casa o recibimos un premio.

Pero esto es solo un aspecto de lo que está sucediendo. En lo profundo del vigoroso universo, lo que finalmente manifestaremos está en gestación. Estamos recopilando experiencias para ponerlas en un libro. Estamos trabajando y ahorrando para comprar una casa. Estamos aprendiendo y haciendo cosas que inspirarán a alguien a que nos premie.

A este proceso yo lo llamo «femifestar». Es lo que sucede en el útero y también está pasando en nuestra fuerza vital a lo largo de nuestra vida. Estamos acumulando, preparándonos, aprendiendo. Gran parte de voltear hacia la vida consiste en «femifestar», aunque no lo comprendamos.

A veces estamos listos para que alguien, algo o incluso el mundo mismo se «femifeste»; que se prepare para recibir lo que tenemos que ofrecer.

Cuando la tía Belle por fin dejó la India para siempre, asistió a un servicio en la iglesia donde conoció a un ministro llamado Ed, quien había enviudado hacía poco tiempo. No creo que la tía Belle pensara en el matrimonio en esa época; hacía mucho tiempo que había pasado lo que se consideraba la edad «perfecta» para casarse y nunca mostró mucho interés en los hombres. Pero ella y Ed se enamoraron y, un mes después, celebraron una boda alegre. Belle y Ed empezaron un capítulo completamente nuevo de su vida juntos.

Si se hubieran conocido antes, Ed habría estado casado. Si Belle hubiera sido más joven, quizá no le habría interesado vivir en las afueras de la ciudad de Nueva York. Ambos habían estado muy ocupados con lo que hacían en esos años que llevaron a su encuentro; así que por inusual que fuera, el momento oportuno fue perfecto.

Me han dicho que en los trópicos a esta idea se le llama «el momento del coco». Un coco cae del árbol cuando está listo. No podemos saber cuándo, pero sin duda podemos perder mucha fuerza vital tratando de averiguarlo. A veces el coco cae y no entendemos por qué tardó tanto. Ese no es nuestro problema y volverlo nuestro no nos ayuda. La vida sigue y depende de nosotros ir con ella.

Mi padre nos contaba una historia que es muy buen ejemplo de esto. Un día lo enviaron a él y al querido amigo de la familia, Harry Dean, a matar un cocodrilo. De vez en cuando les pedían que fueran a matar lo que llamábamos «come-hombres», algún viejo depredador que se había vuelto demasiado lento para cazar como antes y le había tomado gusto a los humanos al darse cuenta de que eran una presa fácil. Esos animales acosaban pueblos y en ocasiones mataban a familias enteras, uno por uno. Se sabía que Harry y mi papá eran valientes, fuertes y que tenían buena puntería, así que cuando aparecía alguno de esos animales, ellos salían a cazarlo lo más rápido que podían.

Ubicaron al cocodrilo y lo mataron, luego empezaron a destazar el cadáver para aprovechar lo más posible. Dentro del estómago del animal encontraron primero un montón de joyas. Era aterrador, pero también un alivio, porque significaba que habían cazado al correcto: el cocodrilo se había comido al menos a una señora rica. Mientras hurgaban en su estómago, encontraron algo más: una tortuga. Estaba totalmente blanca por el tiempo que había pasado sumergida en los ácidos del estómago del cocodrilo. Mi padre y Harry se asombraron al ver esto.

Luego sucedió algo aún más asombroso: la tortuga empezó a moverse. Sacó la cabeza de su caparazón, lentamente como ellas hacen, se levantó y se alejó pesadamente.

Mi padre nos contaba la historia una y otra vez cuando éramos niños. Nos encantaba y él juraba que era verdad.

—¡Imagínenlo desde el punto de vista de la tortuga! —exclamaba—. ¡Sin duda esperaba el rescate! Cuando las cosas se ponen muy feas y estamos tentados a renunciar, recuerden a la tortuga y resistan un poco más.

De niños aprendimos a resistir. Cuando vivía momentos difíciles en mi vida, a menudo pensaba en esa tortuga, en situaciones que me parecían tan oscuras como la panza de un cocodrilo. También pensaba en la tortuga cuando había aspectos del tiempo del universo que sencillamente no podía entender. Todo lleva su propio tiempo, pero no es nuestro papel entenderlo.

Sanar también toma su propio tiempo. La mayoría de las veces, el tiempo es el ingrediente secreto que permite que la sanación se lleve a cabo.

En ocasiones, cuando deseamos que las cosas se aceleren, ellas hacen exactamente lo que deben hacer. Si no fuéramos tan propensos a hacer todo más rápido quizá sería más fácil aceptar la «femifestación» cuando ocurre.

Comprender esto nos abre a una nueva posibilidad, una que quizá no habíamos considerado antes. ¿Y si entre más tiempo tardan las cosas, son mejores? ¿Qué significaría eso? ¿Y si, en lugar de perseguir la juventud y el tiempo perdido, pudiéramos aceptar el envejecimiento e hiciéramos espacio para que nuestra vida fuera cada vez mejor conforme avanzamos?

Considera este concepto radical: a diferencia de lo que nuestra cultura, obsesionada con la juventud, pudiera hacernos creer, en verdad podemos ser *mejores* conforme nuestro cuerpo envejece. De hecho, ¡deberíamos serlo!

Desde esta perspectiva, envejecer ya no consiste en compensar las capacidades perdidas o debilitadas, sino en aceptar a quienes estamos destinados a ser. Cada año que pasa nos conecta más con nuestro propósito.

Yo tuve otra oportunidad para aprenderlo cuando encontré mi voz a los 93 años. Soñé que era una niña y que me escabullía un domingo para cantar canciones que no eran religiosas. En casa eso no era bien visto y me preocupaba meterme en problemas por ello. Pero luego Jesús en persona se apareció y rio, animándome a que siguiera cantando. Desperté con un sobresalto.

En ese entonces yo ya llevaba muchas décadas de ser doctora y una líder médica; también era madre, abuela y bisabuela. Llevaba mucho tiempo usando mi voz. Había tratado pacientes, hablado en conferencias, cantado canciones de cuna. Sin embargo, no había aprendido a confiar en mi propia voz. No había aprendido a confiar en mi intuición en cuanto a lo que sabía que era verdad: ¡que cantar siempre era algo bueno si se hacía con alegría! Después de más de nueve décadas en el planeta, seguía dudando de que mi mensaje fuera lo suficientemente bueno o que yo contara con lo necesario para expresarlo de manera correcta.

Si no hubiera tenido ese sueño y encontrado mi voz, quizá no habría escrito este libro para ti. Ese fue el tiempo que me llevó llegar hasta este momento.

Sin duda mi padre no sabía cómo serían los últimos años de su vida. Al principio, tras la muerte de mi madre todos nos preocupamos por lo que iba a hacer. Ambos habían formado un gran equipo durante mucho tiempo. Tenían más que un matrimonio: eran colegas, amigos, confidentes. Vivieron una vida poco común que quizá dificultó que él se relacionara con otras personas que habían elegido un camino más convencional. Yo no quería que se sintiera solo.

Pero mi padre hizo algo que nos sorprendió a todos. Primero se hizo amigo de la mamá de mi cuñada, a quien todos llamábamos Mamá Daniels, y luego, de pronto, nos informó que se iban a casar. A todos nos pareció encantador. Mi sobrino, que ya estaba en la Escuela de Medicina, se divertía mucho con eso; tenía que obtener permiso de sus profesores para faltar y asistir a la boda, así que les dijo que iba a la boda de sus abuelos. Ellos le contestaron: «Bueno, ¿no crees que ya era hora?».

Durante los años en que mis padres estuvieron juntos hubo mucha alegría pero también mucho trabajo. Estaban en una misión, literalmente. El primer matrimonio de Mamá Daniels había sido similar: sólido, seguro, fuerte. Pero mi padre y Mamá Daniels decidieron que su matrimonio sería distinto. Eran compañeros, pero se concentraron en divertirse, sin hacer ningún trabajo difícil. Ambos sentían que nunca habían jugado en verdad en su vida. En sus últimos dos años de vida, ella hizo cobijas de retazos y jugó ajedrez. Sencillamente se divertían juntos.

Cuando mi padre supo que llegaba al final, le dijo a Mamá Daniels que quería que lo enterraran con mi madre; ella lo entendió. Volaron a Arizona y él llegó directo al hospital, donde permaneció hasta su muerte. Mamá Daniels le cantaba himnos mientras él hacía su transición. En su último aliento, movía la boca junto con ella. Ese día, de regreso a casa, Mamá Daniels y yo hablamos sobre el *¡Aleluya!* que todos cantaban al otro lado. Nos maravilló la dulce belleza de Mamá Daniels al dejar a mi padre con mi madre, quien lo recibiría en el siguiente reino. Después de un matrimonio largo y feliz con mi madre, esos años con Mamá Daniels fueron la cereza del pastel.

Me alegra decirte que los últimos años de mi vida han sido absolutamente maravillosos. Mi familia ha crecido. He aprendido más sobre mí misma. Aún no he terminado. De hecho, sigo despertando con el mismo pensamiento cada mañana: «Bien, ¿qué vamos a aprender hoy?

Aprender nos ayuda a alcanzar lo que sigue y alcanzar lo que sigue nos ayuda a cobrar vida.

Una de las maneras de seguir alcanzando lo que sigue es hacer un plan a diez años. ¿Por qué un plan a diez años? Bueno, si pensamos en nuestra vida entera, es abrumador. Asimismo, si nos enfocamos en un lapso muy pequeño, nos sentimos ineptos, como si no pudiéramos lograr nada. Puedes hacerlo ahora mismo. Es simple: saca pluma y papel y escribe lo que quieres hacer en la siguiente década.

Un plan a diez años deja espacio para todo. Asegura que habrá tiempo para «femifestar» y para manifestar. Es un periodo lo suficientemente largo como para mantener tu fuerza vital activada. Al mismo tiempo, es lo suficientemente cercano como para lograrlo, desempolvarnos un poco y planear de nuevo.

Mi plan actual a diez años contempla hacer realidad un sueño que he tenido durante mucho tiempo. Desde la década de los setenta he imaginado un pueblo para la Medicina Viva, donde la gente pueda reunirse a practicar bienestar y sentirse viva por completo. Sería más que un centro de sanación; sería una verdadera comunidad donde el cuerpo humano se reconozca como el santuario divino que es. La gente en mi pueblo no estaría en guerra con la vida, sino enamorada de ella. En mi pueblo buscaríamos la vida, juntos.

Cuando hagas tu propio plan, te exhorto a que establezcas metas claras en las que dejes bastante espacio para el misterio. Porque nunca sabemos cuándo las cosas van a cambiar de pronto, cuándo algo dará lugar a algo nuevo.

Nunca sabemos cuándo sanaremos de manera espontánea. No sabemos cuándo nos veremos bendecidos con el perdón o nuestro sueño se hará realidad, manifestándose frente a nosotros.

Todo lo que sabemos de cierto es que algo está pasando y que somos parte integral de eso.

De regreso a la conferencia sobre entrenamiento para maridos durante el parto, seguí aconsejando en silencio a mi hijo mientras Bill estaba sentado a mi lado, callado. No tenía idea de lo que sucedía mientras yo acunaba mi vientre con ambas manos. Cuando sentí que era el momento, con cuidado empecé a aplicar presión en el trasero de mi hijo. Seguí guiándolo por el proceso todo el tiempo.

—Escucha, bebé. Puedo ayudarte, pero no puedo hacerlo sola. Tienes que moverte, ahora. ¡Sube las nalguitas! Pon la cabeza abajo, ¡es momento de enfrentar la vida!

De pronto sentí que se relajaba bajo mi mano. En un instante se volteó dentro de mi útero, girando y dando saltos como pez fuera del agua. Se calmó medio segundo después, con la cabeza hacia abajo y las nalgas hacia arriba. Cuando mi cuerpo se adaptó a su nueva posición, me recargué y sonreí.

Dos semanas después, ese niño y yo hicimos juntos el trabajo de parto. Rodeados de nuestra amorosa familia, le di a mi hijo David la bienvenida a este maravilloso mundo.

Espero sinceramente que, al leerlas, mis palabras hayan repercutido en ti o, si no, que algún día lo hagan. Estas son las lecciones más grandes que he aprendido en mis 102 años. Te las brindo como un obsequio. Ojalá las recibas con alegría.

Así como hice que mi hijo girara, he trabajado en estas páginas para hacerte girar hacia la vida. Este es un proceso constante. Es una práctica que debemos aceptar una y otra vez. En ella nos vemos llamados a cambiar de manera radical, pero cautelosa, nuestra comprensión, de pensar que *estamos en la vida* a entender que *la vida está en nosotros*.

Quizá tu conexión con la vida haya fallado un poco. Quizá estés teniendo problemas con las realidades del mundo tal como es o tal vez eres como la mayoría de nosotros y estás en medio, rebotando entre buenos y malos momentos, queriendo darles un significado. Cualquiera que sea tu caso, no es muy tarde para que gires hacia la fuerza vital que hay en ti.

Ya sea que nunca lo hayas sabido o que lo hayas olvidado, te aseguro que la vida está ahí, pulsando en tu cuerpo y alma, esperando.

AGRADECIMIENTOS

Cuando terminaba de escribir este libro tuve un sueño. Estaba en una cena de gala donde iba a recibir un premio. Todos estaban sentados alrededor de las mesas y alguien fungía como maestro de ceremonias en el escenario. Mi mesa estaba al fondo. La persona que estaba en el escenario me presentaba y me llamaba para subir a recibir el premio. Yo me levantaba y todos en la sala volteaban a verme y aplaudían.

En ese momento me di cuenta de que llevaba un vestido largo con botones en la espalda que bajaban del cuello hasta la cintura, también, de que estaban desabrochados.

Me quedé paralizada. ¿Cómo iba a caminar por esa sala con el vestido abierto? No podía alcanzarlos y, aunque pudiera, me llevaría mucho tiempo abrocharlos todos. Todos me miraban y esperaban que subiera al escenario para hacer lo que había venido a hacer.

Pero la fe me llamó. La esperanza me hizo una seña. Algo profundo y verdadero, algo más allá de mí, me conminó a empezar a caminar de todas formas. Así lo hice.

Cuando comenzaba a avanzar desde mi mesa, me sorprendía sentir que alguien detrás de mí abrochaba el botón inferior. Algunos pasos más y otros dedos abotonaban el siguiente. Seguía caminando mientras la gente aplaudía y cada uno frente al que pasaba abrochaba otro botón de mi vestido.

Cuando llegué al borde del escenario todos los botones estaban en su lugar. Me sentía aliviada y agradecida. Sabía que podía hacer lo que había venido a hacer a la gala: subir los escalones, decir unas palabras, sonreír y aceptar el premio que me había ganado.

Pero como me lo mostró el sueño, no podía hacerlo sola. Quizá ninguno de nosotros podamos jamás hacerlo solos. Tal vez nuestro mayor trabajo se haga en conjunto, en conexión con otras personas. Al menos mi vida sin duda ha sido así. ¿No es maravilloso?

Uno por uno, les ofrezco mi profunda gratitud a todos los que abrocharon mis botones para que yo pudiera terminar este libro. Es por ellos que puedo presentar esta comprensión del mundo. Gracias a su ayuda, este libro puede ver la luz.

Agradezco a mi madre y a mi padre, la doctora Beth Siehl Taylor y el doctor John C. Taylor, quienes me enseñaron no solo el amor incondicional sino su sagrada función en la medicina. Agradezco haberme criado junto con tres hermanos maravillosos, John, Carl y Gordon, y mi adorada hermana Margaret, quien siguió siendo mi amiga más querida hasta el día en que murió. A la mejor *ayah* del mundo y su marido, Dar, quien nos cocinaba los pasteles de cumpleaños en una sartén bocabajo sobre el fuego y me enseñó a amar el curry desde el principio. Gracias a la gente del pueblo, los niños y todos los que ayudaron en los campamentos, que me mostraron que una vida sencilla puede ser una buena vida. Agradezco a mi tía Belle, quien me recordó que hay que perseverar y mantener la fe, y a Harry Dean, cuyo sentido de la aventura siempre he admirado. Gracias también a la señorita McGee, quien me enseñó a leer e incluso me animó en mi adolescencia y mis primeros años de mujer adulta. Todos ustedes me ayudaron a tener una infancia maravillosa que se convirtió en una vida maravillosa.

A Jadwiga Kushner, mi mejor amiga en la universidad, que cantaba como un ángel; y a la doctora Jacqui Chavalle, mi compañera de cuarto en la universidad, en Francia, cuya visión global de la vida me ayudó a sentirme menos sola. Agradezco a mis tías Lou, Clara y Lydia, y a la familia Siehl en Cincinnati. Fueron una fuente de apoyo para Margaret y para mí cuando estuvimos en la universidad, tan lejos de nuestros padres. También agradezco a Albert y Louise Hjerpe, sin quienes nunca habría conocido a Bill McGarey y que por mi matrimonio se convirtieron en una tía y un tío maravillosos.

Siempre estaré agradecida con la mejor ayudante doméstica que he conocido desde Ayah, la señora Cain, quien vino a nuestro rescate en Wellsville y cuyo punto de vista alemán del trabajo doméstico, hornear los panes y la crianza severa de los niños nos permitió superar algunos de los años más atareados que puedo imaginar. Gracias a mi cuñado y mi cuñada, John e Irma McGarey, que se hicieron amigos muy queridos. Ellos eran dueños del Tastee Freez, pero en lo que respecta a mis hijos, lo mejor de todo era que también tenían una televisión. A su hijo John B. McGarey, maestro en Humanidades, quien ha sido un apoyo tanto a nivel personal como profesional. A mis otros cuñado y cuñada, el teniente coronel Bob y Jane McGarey, que siempre han estado ahí cuando los he necesitado. Y a mis colegas de Wellsville, los doctores Bill y Edith Gilmore, quienes estuvieron a mi lado en tiempos muy difíciles.

Lester y Billie Babcoke se hicieron amigos de toda la vida desde que nos mudamos a Arizona y fueron ellos quienes me presentaron a Edgar Cayce. Estaba, y sigo estando, profundamente agradecida con Edgar Cayce, cuyas enseñanzas influyeron mucho en mi filosofía. Me enorgullece decir que su hijo Hugh Lynn Cayce se hizo un querido amigo y se lo agradezco mucho. Aprecio la forma en la que Charles Thomas Cayce y Kevin Todeschi han mantenido vivo el trabajo de Hugh Lynn. Gracias a Peter y Alice Riddle, quienes son parte de nuestra familia extendida de aquellos años. Y debo decir que a todos aquellos que compartieron el grupo de estudio «En busca de Dios» en mi Asociación para la Investigación y la Iluminación (Association for Research and Enlightenment, ARE) año tras año y que también llegaron a ser amigos para toda la vida. Al doctor Norman Shealy, el doctor Evarts Loomis y el doctor Gerald Looney, quienes fundaron la Asociación Médica Holística de Estados Unidos (American Holistic Medical Association, AHMA) un fin de semana en Hemet, California, junto con Bill y conmigo, y a las personas increíbles que pasaron por la AHMA, les doy las gracias. Y a todos aquellos que ayudaron a establecer, coordinar y asistir a las conferencias y otros eventos de la Academia de Parapsicología y Medicina. No podría nombrarlos a todos, así que solo daré las gracias a la multitud de increíbles médicos que fueron parte de nuestro cambio de paradigma que se convirtió en la medicina holística. Ustedes saben quiénes son.

La Clínica ARE tocó la vida de innumerables personas, muchas de las cuales vinieron a aprender y se marcharon para compartir su aprendizaje en todo el mundo. A las innumerables personas que pasaron por la Clínica ARE como médicos, técnicos, enfermeras, terapeutas, personal, pacientes, voluntarios y quienes brindaron apoyo financiero, los aprecio profundamente, de todo corazón.

A mi hermano Carl y su organización Future Generations, que hicieron posible que realizara mi trabajo internacional. Y a todos aquellos que, alrededor del mundo, me tocaron, me enseñaron, me formaron y me amaron a lo largo de los años; de nuevo, gracias.

A mi fiel secretaria voluntaria durante cuarenta años, Grace Page, cuya devoción nunca titubeó para mantener viva mi visión, te envío un abrazo más allá de la tumba.

A quienes trabajaron para crear el Grupo Médico Holístico de Scottsdale, en particular a George Andres, Reni Simon y Joe Kalish, quienes nos ayudaron a ponerlo en funcionamiento en dos semanas; y a mi hija Helene, quien es el corazón y el alma de ese extraordinario hogar de sanación hasta hoy, no puedo encontrar las palabras adecuadas para expresar mi aprecio. Y a todos aquellos que trabajaron ahí o cruzaron sus puertas, estaré por siempre agradecida.

A todas las personas que participaron en la creación de la Fundación Beth Taylor, que se convirtió en la Fundación Médica Gladys Taylor McGarey y que hoy se llama Fundación para la Medicina Viva, y a quienes trabajaron en el consejo de esta maravillosa organización; hay muchos en la lista pero todos tienen mi gratitud, en particular Bobbie Woolf, Jerome Landau, Fern Stewart Welsh, Barbara Heinemann y Rose Winters; sin su liderazgo la fundación no sería la increíble organización que es ahora.

A quienes nos bendijeron con su talento musical, me inclino como muestra de respeto, en especial a Joyce Buekers, Steve Halpern y Steve McCarty.

A quienes siempre vieron más allá del presente y estuvieron a mi lado con su apoyo emocional, práctico, pragmático, espiritual y financiero —en especial Ann McCombs, Dianne Schumacher, Mary Ann Weiss y Frances Tesner—, no pude haberlo logrado sin ustedes. Gracias a la doctora Katey Hauser, quien me ayudó a llegar a otros con mi mensaje mediante Instagram, y a John Marshall, quien amablemente me brindó masajes durante décadas. Y a todos aquellos médicos que aprendieron de mí y llevaron lo que yo aprendí al mundo: sin todos sus esfuerzos, el mío sería insignificante.

A todos aquellos que organizaron y asistieron a las innumerables conferencias en las que participé año tras año tras año —las conferencias en Council Grove, la Clínica ARE, la Academia de Parapsicología y Medicina; las conferencias ARE en Asilomar; el simposio AIHM; el simposio del Grupo Therapeutic Touch Nurses; y tantos otros—; aprendí tanto en cada una. Rezo por que otros también lo hayan hecho.

A mis numerosos amigos en Scottsdale y más allá, tengo su amor en alta estima: Mantosh Devji, Doris Solbrig, Rita Davenport, James McCready, Mimi Guineri, Marlene Summers, Linda Landau, Lindsey Wagner y Dianne Ladd. Y a todos los demás que no mencioné, gracias.

Atesoro el matrimonio que compartí con el doctor Bill McGarey y no me arrepiento ni un minuto de él. Estoy profundamente agradecida por nuestros años juntos, así como por la libertad que afirmé después de que nos separamos. Nuestro tiempo juntos fue muy importante en mi vida, así como en la vida de muchas personas; se ajusta a la perfección al conjunto más grande.

Parte del conjunto más grande incluye a la familia que nosotros creamos. La mañana después de mi cumpleaños 102 desperté y escuché a mis hijos en el piso de abajo; me pregunté: «¿Morí y estoy en el Paraíso?». Pero supongo que sigo viva y que estos niños maravillosos de setenta y tantos años son míos. Agradezco a mis seis hijos y a sus parejas: el doctor William «Carl» y Deedee McGarey; el reverendo doctor John y la reverenda doctora Bobbie McGarey; Analea McGarey, RPT; Robert McGarey, maestro en Humanidades, y Lia Nelson; la doctora Helene Wechsler y Nick Ligidakis; y el doctor David y la doctora Lee McGarey. Gracias a todos mis nietos: Gabriel Taylor, Julia McGarey, Timothy McGarey, John McGarey, la doctora Martha McGarey, el doctor Daniel Wechsler, el doctor Andrew Wechsler, la doctora Hannah Rabinovich, Jessica McGeverly y David McGarey. Sigo aprendiendo todos los días de mis doce (¡y contando!) bisnietos, así como a los nuevos tataranietos que empiezan a llegar.

Este libro no habría nacido de no ser por la dirección de mi agente, Douglas Abrams, quien creyó en mí desde el principio. Le ofrezco mi gratitud, así como a Rachel Neumann, Sarah Rainone y toda la gente de Idea Architects. Agradezco a Jennifer Chan Tren, quien jugó un papel esencial para ayudar a que mi libro encontrara un hogar en Atria, y a Esme Schwall Weigand, cuyas primeras entrevistas y borradores me ayudaron a aclarar mi rumbo. Gracias a Michelle Herrera Mulligan, mi editora en Atria Books, quien apostó por mí, cambió el formato en su cabeza y mejoró todo. Gracias a Sarah Wright por su brillante manera de escribir y a Lynn Anderson por su atención al detalle. Un agradecimiento adicional a mi hijo John, quien lo organizó todo. Y gracias a Kathryn Chandika Liedel, quien pudo darle sentido a mis palabras al ver primero mi alma y luego escribirlo todo.

A todos los desafíos de mi vida, que han sido mis maestros, y a todos los maravillosos momentos que me dieron la vitalidad para enfrentarlos: gracias. Creo que aún hay más momentos hermosos por venir.

NOTAS

1 Aliya Alimujiang *et al.*, «Association Between Life Purpose and Mortality Among US Adults Older than 50 Years», *JAMA Network Open* 2, núm. 5 (24 de mayo de 2019): e194270, https://doi.org/10.1001/jamanetworkopen.2019.4270.

2 Randy Cohen, Chirag Bavishi y Alan Rozanski, «Purpose in Life and Its Relationship to All-Cause Mortality and Cardiovascular Events: A Meta-analysis», *Psychosomatic Medicine* 78, núm. 2 (febrero-marzo de 2016): 122-33, https://doi.org/10.1097/psy.0000000000000274.

3 Patricia A. Boyle *et al.*, «Effect of Purpose in Life on the Relation Between Alzheimer Disease Pathologic Changes on Cognitive Function in Advanced Age», *Archives of General Psychiatry* 69, núm. 5 (mayo de 2012): 499-504, https://doi.org/10.1001/archgenpsychiatry.2011.1487.

4 Elsevier, «Volunteerism: Doing Good Does You Good», *ScienceDaily*, (11 de junio de 2020), www.sciencedaily.com/releases/2020/06/200611094136.htm.

5 Yogini V. Chudasama, Kamlesh K. Khunti, Francesco Zaccardi, Alex V. Rowlands, Thomas Yates, Clare L. Gillies, Melanie J. Davies y Nafeesa N. Dhalwani, «Physical Activity, Multimorbidity, and Life Expectancy: A UK Biobank Longitudinal Study», *BMC Med* 17, 108 (2019), https://doi.org/10.1186/s12916-019-1339-0.

6   Dan Buettner, «Power 9: Reverse Engineering Longevity», Blue Zones, https://www.bluezones.com/2016/11/power-9/.

7   Ashish Sharma, Vishal Madaan y Frederick D. Petty, «Exercise for Mental Health» (carta al editor), *Primary Care Companion to the Journal of Clinical Psychiatry* 8, núm. 2 (abril de 2006):106.

8   Laura Mandolesi *et al.*, «Effects of Physical Exercise on Cognitive Functioning and Wellbeing: Biological and Psychological Benefits», *Frontiers in Psychology* 9 (abril de 2018): artículo 509, https://doi.org/10.3389/fpsyg.2018.00509.

9   Lucas V. Lima, Thiago S. S. Abner y Kathleen A. Sluka, «Does Exercise Increase or Decrease Pain? Central Mechanisms Underlying These Two Phenomena», *Journal of Physiology* 595, núm. 13 (julio de 2017): 4141-50, https://doi.org/10.1113/jp273355.

10 Elizabeth Blackburn y Elissa Epel, *The Telomere Effect: A Revolutionary Approach to Living Younger, Healthier, Longer* (Londres: Orion Spring, 2018). [Versión en español: *La solución de los telómeros: una acercamiento revolucionario para vivir más joven, más sano y más tiempo* (Barcelona: Aguilar, 2017)].

11 Daniel L. Surkalim *et al.*, «The Prevalence of Loneliness Across 113 Countries: Systematic Review and Meta-Analysis», *BMJ*, (9 de febrero de 2022), e067068, https://doi.org/10.1136/bmj-2021-067068.

12 Julianne Holt Lunstad, «The Potential Public Health Relevance of Social Isolation and Loneliness: Prevalence, Epidemiology, and Risk Factors», *Public Policy & Aging Report* 27, núm. 4 (2017): 127-130, https://academic.oup.com/ppar/article/27/4/127/4782506.

13 Nicole K. Valtorta *et al.*, «Loneliness, Social Isolation and Risk of Cardiovascular Disease in the English Longitudinal Study of Ageing», *European Journal of Preventive Cardiology* 25, núm. 13 (septiembre de 2018): 1387-96, https://doi.org/10.1177/2047487318792696.

14 Ashton Applewhite, *This Chair Rocks: A Manifesto Against Ageism* (reimpresión) (Nueva York: Celadon Books, 2020).

15 Timothy W. Smith, Carolynne E. Baron y Catherine M. Caska, «On Marriage and the Heart: Models, Methods, and Mechanisms in the Study of Close Relationships and Cardiovascular Disease», en *Interpersonal Relationships and Health: Social and Clinical Psychological Mechanisms*, editado por Christopher R. Agnew y Susan C. South (Nueva York: Oxford University Press, 2014), 34-70, https://doi.org/10.1093/acprof:oso/9780199936632.003.0003.

16 Liz Mineo, «Good Genes Are Nice, but Joy Is Better», *The Harvard Gazette*, (11 de abril de 2017), https://news.harvard.edu/gazette/story/2017/04/over-nearly-80-years-harvard-study-has-been-showing-how-to-live-a-healthy-and-happy-life/.

17 Elizabeth D. Kirby *et al.*, «Acute Stress Enhances Adult Rat Hippocampal Neurogenesis and Activation of Newborn Neurons via Secreted Astrocytic FGF2», *eLife*, (16 de abril de 2013), https://doi.org/10.7554/elife.00362.

18 Michael W. Stroud *et al.*, «The Relation Between Pain Beliefs, Negative Thoughts, and Psychosocial Functioning in Chronic Pain Patients», *Pain* 84, núm. 2 (febrero de 2000): 347-52, https://doi.org/10.1016/s0304-3959(99)00226-2.

19 Gunnar Kaati *et al.*, «Transgenerational Response to Nutrition, Early Life Circumstances and Longevity», *European Journal of Human Genetics* 15 (25 de abril 2007): 784-90, https://doi.org/10.1038/sj.ejhg.5201832.

20 Jonas Hilty *et al.*, «Plant Growth: The What, the How, and the Why», *New Phytologist* 232, núm. 1 (octubre de 2021): 25-41, https://doi.org/10.1111/nph.17610.

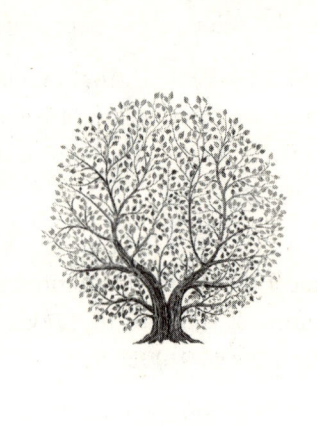